《 李士懋 田淑霄医学全集 》

平脉辨证温病求索

（第二版）

李士懋 田淑霄 著

全国百佳图书出版单位

中国中医药出版社

·北京·

图书在版编目（CIP）数据

平脉辨证温病求索 / 李士懋，田淑霄著 . -- 2 版
. -- 北京：中国中医药出版社，2024.6
（李士懋田淑霄医学全集）
ISBN 978-7-5132-8758-6

Ⅰ . ①平… Ⅱ . ①李… ②田… Ⅲ . ①温病—脉诊—
辨证 Ⅳ . ① R254.2

中国国家版本馆 CIP 数据核字 (2024) 第 082143 号

中国中医药出版社出版
北京经济技术开发区科创十三街 31 号院二区 8 号楼
邮政编码　100176
传真　010-64405721
廊坊市佳艺印务有限公司印刷
各地新华书店经销

开本 710×1000　1/16　印张 14.5　字数 204 千字
2024 年 6 月第 2 版　2024 年 6 月第 1 次印刷
书号　ISBN 978 - 7 - 5132 - 8758 - 6

定价　60.00 元
网址　www.cptcm.com

服 务 热 线　010-64405510
购 书 热 线　010-89535836
维 权 打 假　010-64405753

微信服务号　zgzyycbs
微商城网址　https://kdt.im/LIdUGr
官 方 微 博　http://e.weibo.com/cptcm
天猫旗舰店网址　https://zgzyycbs.tmall.com

内容提要

本书是河北中医学院（现河北中医药大学）李士懋、田淑霄教授运用其"溯本求源，平脉辨证"学术思想对"温病学"进行的独立解析。

本书作者提出诸多让人耳目一新的温病学术思想。

温病的本质属郁热。但郁热包括范围很广，既包括温病，也包括部分伤寒、内伤杂病及内外儿妇各科疾病，凡具火热郁伏于内这一共同病机的病证，皆属郁热。温病的治疗原则就是清热透邪。

温病的本质统属里热郁伏，其传变也只有在气在血的区别。至于卫气营血、三焦、九传、六经、正局与变局等传变，均可归属气血传变之中，不必各执一说。

温病的分类没有必要繁琐地分为新感、伏气、瘟疫等，只分温热与湿温两类即可，其他分类可一概蠲除。叶氏奠定了温热类温病的卫气营血辨治体系，而薛氏奠定了湿热类温病正局与变局的辨治体系。

本书适合中医临床医生、研究人员、教学人员和中医学子阅读。

作者简介

　　李士懋（1936—2015），男，生于山东省烟台市黄县，1956 年毕业于北京 101 中学，1962 年毕业于北京中医学院（现北京中医药大学，下同），后任河北中医学院（现河北中医药大学）教授、主任医师、博士研究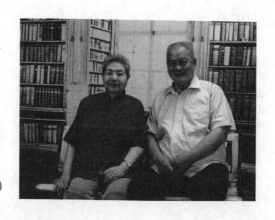生导师，为第二、三、四批全国老中医药专家学术经验继承工作指导老师。2008 年获河北"十二大名医"称号。2014 年李士懋教授获得了"国医大师"荣誉称号，是河北省首位获此殊荣的中医专家。

　　田淑霄（1936—2013），女，生于河北省保定市蠡县，1956 年毕业于北京实验中学，1962 年毕业于北京中医学院，后任河北中医学院教授、主任医师、硕士研究生导师、中医临床博士研究生导师。享受国务院政府特殊津贴专家。为第三、四批全国老中医药专家学术经验继承工作指导老师。2008 年获河北"十二大名医"称号。

　　夫妻二人相濡以沫，从医 50 余年来，合著以"溯本求源、平脉辨证"为主线的十几本专著，纂为《李士懋　田淑霄医学全集》。

再版说明

李士懋、田淑霄系列著作的"单行本"和"全集"出版以来，深受读者欢迎。现根据读者反馈意见进行修订再版。

李士懋、田淑霄夫妇在半个多世纪领悟经典、临床磨砺、苦苦求索的基础上，总结出"溯本求源，平脉辨证"的核心学术思想，并将其系列著作在中国中医药出版社予以出版。

李士懋、田淑霄夫妇的全部著作共分七个部分：

第一部分为溯本求源，名为《平脉辨证仲景脉学》《伤寒论冠名法求索》《平脉辨证经方时方案解》，主要谈仲景是如何创立并应用辨证论治体系的。

第二部分为脉学研究，名为《平脉辨证脉学心得》，主要谈作者在脉学方面的一些见解。

第三部分为平脉辨证这一体系的实例印证，名为《平脉辨证治专病》《田淑霄中医妇科五十六年求索录》《平脉辨证传承实录百例》。

第四部分为平脉辨证温病研究，名为《平脉辨证温病求索》。

第五部分为平脉辨证治疗大法求索，名为《论汗法》《火郁发之》。

第六部分为医案选编，名为《平脉辨证相濡医案》。

第七部分为论文选编，名为《平脉辨证相濡医论》。

我们期待：

"平脉辨证"的学术思想，能够被更多一线医生传承、弘扬、发展。

国医大师李士懋传承工作室

2024 年 2 月

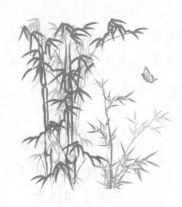

丛书前言

　　我们从医 50 余年来，曾东一耙子西一扫帚地写了十几本专著，皆有感而发。今应中国中医药出版社之邀，经修改、增删、重新编排，纂为《李士懋　田淑霄医学全集》。抚思所著，始终有一主线贯穿其间，即"溯本求源，平脉辨证"。

　　当前，由于国家的重视、支持，中医呈现空前大好机遇，然亦面临生死存亡的挑战，此非耸人听闻，而是现实的危险，其原因固多，而中医队伍学术思想混乱乃一死穴。学术思想的混乱集中表现于辨证论治这一核心特色上，众说纷纭，莫衷一是，令人迷茫。难怪一些中医老前辈振臂高呼"中医要姓中"，几千年的中医学如今连姓什么都不知道了，岂不哀哉！

　　怎么办？我们在半个多世纪领悟经典、临床磨砺、苦苦求索的基础上，提出"溯本求源，平脉辨证"。辨证论治是中医的核心特色，我们更提出"平脉辨证"是辨证论治体系的精髓、灵魂。贯穿全部拙著的主线为"溯本求源，平脉辨证"；指导我们临床诊治的亦此主线；自古以来，中医著作汗牛充栋，衡量其是非优劣的标准亦此主线；判断当今诸多学说、著作、论文、科研

1

成果是非高下的标准仍为此主线。只有高举"溯本求源，平脉辨证"这面大旗，才能使中医的传承发扬走上康庄大道。吾等已垂垂老矣，尚奋力鼓呼，缘于对中医学的难解情缘。

李士懋　田淑霄

2014 年 1 月 30 日

书于相濡斋

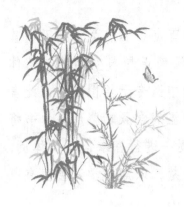

前　言

　　我与田淑霄为何在写作了《温病求索》小册子（即本书之"温病求索概论"，下同）之后，又专门新写"叶天士温热论求索"与"薛生白湿热论求索"？理由如下。

　　我在大庆总院时，任专职中医儿科大夫8年，治了许多危重的患儿，多属温病范畴。当时刚毕业，学识浅薄，又重任在肩，压力很大，只好努力学习，下功夫读了些温病著作。在这一特殊环境下，有过不少教训，也长了些见识，在温病的理论与实践方面打下了一定基础。

　　1979年我调至河北中医学院任教，讲授温病学3年，从理论上又对温病进行了系统而深入的学习，结合以往临床实践及后来零星温病病例的回顾、咀嚼，使认识得到再次的深化、升华。经我夫妻相互问难、切磋，萌生了一些我们的看法，曾于1996年写了一本《温病求索》，扼要谈了温病中的几个重要观点。时隔多年，再看《温病求索》，观点不变，且老而弥坚。遗憾的是过简，意犹未尽，因此决定再写《叶氏温热论求索》及《薛氏湿热论求索》。

温病可分为温热与湿热两类，叶氏奠定了温热类温病卫气营血的辨治体系，而薛氏奠定了湿热类温病正局与变局的辨治体系，二书乃温病学奠基之作。世人皆云中医专于治慢性病，此言有失片面，实则中医最擅治急症，其中温病学厥功彪炳。本书将据清代唐笠山《吴医汇讲》原文分段逐一进行探求，不拘体例，有言则多，无言则少，务求将问题说清楚，以期对学习温病有所裨益。是耶、非耶，敬俟明者。

李士懋

2014 年 11 月 20 日

我们毕生献身于中医事业，也深深地热爱中医事业。愿中医学发扬光大，再创辉煌，光耀世界。

——李士懋　田淑霄

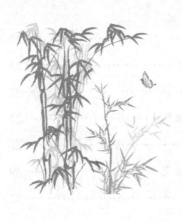

目　录

温病求索概论

前　言

[编者按：本书第一部分，曾作为独立的小册子《温病求索》出版，此前言是作者为《温病求索》撰写的前言，今附于此。以下所言"本书"，特指本书"温病求索概论"（即曾出版过的《温病求索》）]。

撰写此书，可以说已有30余年的准备过程。1962年我于北京中医学院（现北京中医药大学，下同）毕业后，分到大庆油田总医院工作。当时正值大庆油田会战初期，几十万人汇集于北大荒茫茫草原，条件艰苦，气候恶劣，尤其是小儿发病率很高。医院儿科3个病区，约200张病床，住院患儿多是麻疹、中毒性消化不良、肺炎、流行性乙脑、细菌性痢疾等，皆属中医温病范畴，病危者常居半数以上，每年儿科死亡在500人左右。

我在儿科任中医专职会诊大夫8年，几乎所有危重患儿都配合中医治疗，累计诊次数万。重任在肩，苦于学识浅薄，压力很大，只能努力学习，下功夫读了些温病著作。在这种特殊环境下，对温病中的急危重症有过不少教训，也长了些见识。

1979年我到河北中医学院（现河北中医药大学，下同）任教，曾讲授温病学3年，从理论上又进行了系统学习。结合对以往临床实践的回顾，使认识得到了一定深化、升华。教学以来，未曾间断临床，除定期应诊外，登门求医者无虚日，其中也散在一些急重患者。由于认识上有了提高，反过来再指导临床，运用起来觉得较前自如、长进了一些。

30余年来，在理论与实践相结合，不断有所提高的过程中，渐渐萌生了一些与传统观点不大一致的看法，经我夫妻相互切磋、琢磨，觉得还有一定道理，就跃跃欲试，想写这本小册子，名之曰《温病求索》。

孔夫子的"述而不作"，俨然已成知识分子遵古自谦的美德，此风在中医界尤盛，我们也深受影响。

遵古自然稳妥，不仅显得学有渊源，且有了问题自有古人承担。若既述且作，就要有点自己的见解，难免弹出几个不和谐的音符。尤其温病学，如今已威威赫赫地被列为经典，吾辈本当只有顶礼膜拜、循规蹈矩的份儿，反不自量，对经典也要说三道四，心中颇感踌躇、忐忑。不写吧，又按捺不住，不肯死而为憾。思量再三，还是斗胆坦陈，写出了这本小册子。当否，任人评说。

李士懋　田淑霄

1995 年 2 月 6 日于相濡斋

概　述

开宗明义，本书将欲阐明的几个问题先列出来，以便读者心中先有个梗概。

一、温病的本质

温病的本质是郁热，不论新感温病、伏气温病、温疫、湿温化热，还是温病卫气营血、三焦等各个传变阶段，只要有热邪存在，其本质概为郁热。

二、温病的分类

各种温病既然本质相同，且辨证论治规律也没有原则区别，就没有必要繁琐地分为新感、伏气、温疫等，枝蔓愈繁，滋惑愈多，只分温热与湿温两类即可，其他分类可一概蠲除。

三、温病的传变

温病的本质统属里热郁伏，其传变也只有在气在血的区别。至于卫气营血、三焦、九传、六经、正局与变局等传变，均可归属气血传变之中，不必各执一说。

四、温病的治疗

温病本质是郁热，其治疗原则就是清热透邪。只要有热邪存在，则清透这一基本原则就贯穿于各种温病的各个传变阶段。基此见解，温病治法亦颇简捷，无须那么纷纭庞杂，徒生迷惘。

本书核心是阐明温病的本质属郁热。但郁热包括范围很广，既包括温病，也包括部分伤寒、内伤杂病及内外儿妇各科。凡具火热郁伏于内这一共同病机的病证，皆属郁热。所以，为了使读者对温病本质属郁热这一命题有个全面了解，不得不在讨论温病之前，先简要地介绍一下火郁证。

第一节　火郁证概述

"火郁发之"，首见于《素问·六元正纪大论》。郁者，抑遏之谓；火郁，乃火热被遏伏于内不得透发。发之，是火郁证的治则，即疏瀹气机，使郁火得以透达发越之意。

一、何谓火郁

火郁非一病之专名，乃一系列病证的共同病机。凡因火热被郁遏于内不得发越而引起的一系列病证，皆可称为火郁证。因火与热同性，故火郁又常称为热郁。

二、火郁的病因病机

人身之气，升降出入，运行不息，神明变化所由生也。一旦气机郁遏不达，升降出入不畅，阳气失其冲和之性，即郁而化热，此即"气有余便是火"之谓。费伯雄曰："凡郁病必先气病，气得流通，郁于何有。"

气机何以被郁？一为邪气阻滞，二为七情所伤，三为正虚无力升降，致阳气郁而化火。《医碥》曰："六淫、七情皆足以致郁。"又曰："气不足以郁而成火，东垣所谓阳虚发热也。"由此可见，形成郁热的原因非常广泛，六淫七情、气血痰食、饮食劳倦、正气虚馁，凡能影响气机升降出入者，皆可使阳郁化热而为郁热。

三、火郁的临床特点

因火郁证包括范围甚广，且致郁因素不同，所郁部位有别，郁闭程度不等，正气强弱之殊，兼杂邪气之异，因而表现得纷纭繁杂。尽管千差万别，但由于都具火郁于内这一共同病理基础，故临床有其共性可循。下面从脉、舌、面色、神志、症几个方面加以叙述。

1. 脉

典型的火郁脉为沉而躁数。若见到这种典型的火郁脉，则火郁症的诊断起码可以肯定 50%~90%。

沉主气，由于气郁不畅，气血不能外达以鼓荡血脉，故脉沉。凡火郁证，皆有气郁不畅这一共同病理改变，故脉皆当沉。恰如《四言举要》所云："火郁多沉。"

躁数之脉，乃火热被遏伏之象。火热属阳，主动。火热被郁于内，必不肯宁静，奔迫激荡，致脉沉而躁数。此脉在火郁证的诊断中，具有极为重要的意义。

关于躁数脉，在《内经》(《黄帝内经》，下同)《伤寒论》中都有很多重要论述。《内经》曰："有病温者，汗出辄复热，而脉躁疾，不为汗衰，狂言不能食……名阴阳交，交者死也。""汗出而脉尚躁盛者死"。《伤寒论》曰："脉数急者，为传也。"数急即躁数之脉。

脉躁数，乃热邪亢盛，阴不制阳，阳亢无制，主病进。它不仅作为热病传变的一个重要判断指征，而且是判断热病生死转归的一个重要指征，可见其意义之重要。

我们多年来临床反复体验，躁脉的意义确如经典所言，不仅作为热病传变、转归的判断依据，甚至据脉躁数的程度，还可大致判断体温变化的程度及发展变化的时间。如有的患儿体温在40℃左右，若其脉虽数已趋缓和，可以判断此热不足虑，一经清透之后，少则半日，多则一日，体温就可趋于正常；也有的体温已然正常，但脉尚躁数，可预知不逾半日体温将复又升高。甚至可据躁数程度，大致估计体温升高的度数，此已屡试不爽。

火郁脉，因郁闭程度及火热盛衰的不同，也有很多变化。若热郁而伸，已有外达之势者，脉可由沉位渐浮起，呈浮数、浮洪之脉。若郁闭重者，脉可见沉细、沉迟、沉涩、沉而促结，甚至脉伏、脉厥。脉虽细迟、涩、结，但绝非阴脉，按之必有一种躁急不宁之象，如《医家心法·诊法》曰："怫郁之脉，大抵多弦涩迟滞，其来也必不能缓，其去也必不肯迟，先有一种似数非数躁动之象。"《伤寒瘟疫条辨》云："凡温病内外有热，其脉沉伏，不洪不数，但指下沉伏而小急，断不可误为虚寒。""温病脉沉涩而小急，此伏热之毒，滞于少阴。"

2. 舌

火热郁闭，不得外达而上灼，其舌当红。由于火郁轻重之不同，舌红程度亦有差异。轻者，舌质可无改变，但必不淡；郁热初起者，可舌边尖红，或舌尖起粟点；重者红，再重则绛而少津，甚至绛紫干敛，或舌瘖。

3. 面色

面色当红而滞，总有一种热邪怫郁不达的红而暗滞之感。

4. 神志

轻者心烦少寐，重则谵语、狂躁，甚至昏厥。

5. 症

内呈一派热象，如渴喜冷饮、口哕喷人、气粗喘促、胸膈灼热、溲赤便结或下利臭秽等。外呈一派寒象，如恶寒肢厥，甚至通体皆厥，或脘腹冷、背冷等。

由于热郁部位不同，尚兼有不同脏腑见症。如心经郁热，见烦躁不寐、谵狂昏厥、斑疹疮疡、口舌生疮等；肺经郁热，见咽痛咳喘、胸闷胸痛等；肝经郁热，见头晕目眩、胁肋胀痛、烦躁易怒、抽搐瘛疭等；脾经郁热，见身热倦怠、呕吐下利、脘腹胀满、牙痛龈肿等。

四、火郁的治疗

火郁的治疗，概括起来就是清、透二字。有热固当清，有郁固当透。

"火郁发之"，王冰以汗训发，失于偏狭。发之，固然包括汗法，然其含义，远比汗法要广。凡能畅达气机，使郁热得以透发者，皆谓之发。张景岳喻之"如开其窗，揭其被，皆谓之发"。

如何使气机畅达？原则是"祛其壅塞，展布气机"。首先要分析致郁之因，采用针对性的措施，以祛其壅塞，使气机得以展布。如外感致郁者当散邪，气滞致郁者当疏达，血瘀致郁者当活血，痰湿致郁者当涤痰化湿，热结致郁者当攻逐热结，食积致郁者当消导。

凡此，皆谓祛其壅塞，展布气机。清热透邪当贯彻火郁的全过程。若不知火郁之机制，见热即清，过于寒凉，以期截断扭转，往往冰伏气机，反使郁热内走。

瞿文楼曰："温虽热疾，切不可简单专事寒凉。治温虽有卫气营血之别，阶段不同，方法各异，但必须引邪外出。若不治邪，专事寒凉，气机闭塞，如何透热，又如何转气？轻则必重，重则无法医矣。"

第二节　温病的本质

为什么讨论温病的本质？因为疾病的本质决定着疾病的治疗。治则、治法、选方用药，都是依据临床诊断而确立的。若对疾病本质认识不清，则治疗就无从谈起。

温病本质是什么？依传统观点而言，温病本质是热盛阴伤，本人认为，温病乃是郁热。不论新感、伏邪、温疫、湿温化热，还是卫气营血、三焦等各个传变阶段，只要有热邪存在，其热统统属于郁热在里。明确了这一本质，对温病的分类、传变、治疗，都有重大影响，所以，必须先将温病本质讨论清楚。

一、新感温病属郁热

（一）卫分证

新感温病初起的卫分证，其本质属郁热。卫分证的临床表现为发热、微恶风寒、头痛、无汗或少汗、咳嗽，或胸闷胸痛、口微渴、苔薄白、舌边尖红、脉浮数。依八纲辨证的表里划分，卫分证属表证范畴。所以叶天士说："肺主气，其合皮毛，故云在表。"温病表证，与伤寒表证有着本质不同，其治疗亦大相径庭。这点至关重要，惜多为人所忽略，致使两者混同。

表证的主要特征是什么？上述卫分证的表现中，发热、头痛、无汗或少汗、咳嗽、胸闷痛、口渴、舌边尖红、脉浮数等，皆不属表证所独有，都不能作为表证的主要特征。唯独恶风寒，才是表证具有定性意义的特征。

为什么说恶风寒是表证具有定性意义的特征呢？这在《伤寒论》中有明确的论述。《伤寒论》第 3 条曰："太阳病，或已发热，或未发热，必恶寒。"仲景说得非常肯定，恶寒是太阳证的必有之症。第 121 条曰："太阳病，当恶寒。"再次说明，恶寒是太阳证的当然之症。第 134 条曰："而反恶寒者，表未解也。"第 179 条曰："汗吐下后，恶寒者，表未解也。"此说明表证存在与否主要标准就是恶寒一症是否存在。有恶寒就有太阳表证，无恶寒就无表证。所以，恶风寒是判断表证存在的主要指征。

但是，恶风寒亦非表证所特有。白虎汤证，当热汗伤阳时，可在壮热的基础上现背微恶寒；火郁证阳气不达可恶寒；阳虚之人也可恶寒；东垣的气虚贼火内炽，也可见类似外感的恶寒表现。当然，不能把这些恶寒统属于表证的特征。表证的恶风寒，尚须具备以下特点。

1. 初起烦躁

表证一开始，最早出现的症状就是恶风寒。若在疾病演变过程中，由于阳伤或阳郁等原因，中途出现的恶风寒，则不属表证的恶风寒。表证的恶风寒，必须初起烦躁。

当然，表证的恶风寒，程度上可有很大差异。重者可寒战，轻者略觉身有拘束之感，怕缝隙之风，或仅背微恶寒，甚至有的因症状轻微，不大在意而忽略。

2. 寒热并见

除虚人外感可恶寒不伴发热外，凡属表实证者，皆寒热并见。当然热的程度可有很大差异。

必须说明，中医所说的热，是特定的病理反应，如口渴、烦躁、身热、溲赤便结、舌红苔黄、脉数等症。其体温可高，亦可不高。而西医所说的热，是以体温高为唯一标志。二者表现虽有重叠，但不能混淆等同。我之所以说明这一点，是某些医生往往一见体温高，就诊为热证而用寒凉药，易误诊误治。我就有此教训，故不得不说明之。当然，外感之发热，一般都有程度不同的体温升高。

3. 持续不断

只要表证不除，恶寒就不解，故曰"有一分恶寒就有一分表证"，恶寒伴随表证之始终。若表证已解或内传，恶寒也就不存在了。常见有外感表证的患者，恶寒、发热、自汗往复交替出现如疟状，因毕竟恶寒未解，故仍属表证。即使传入少阳，呈现往来寒热，也是表未全解，因少阳为半表半里，故仍有表证存在。

4. 伴有表证

恶风寒的同时，往往伴见不同的表证，如鼻塞、流涕、打喷嚏，头痛、身痛等。

只要具备上述四个特点的恶风寒一症，就可以断为外感表证。至于脉浮、头痛、身痛、咳嗽、鼻塞、流涕等，都是或然之症，而不是判断表证的特异指征。以上所说的表证特征，既包括在伤寒里面，也包括在温病里面，是所有外感表证的共有特征。

我之所以不厌其详地讲表证的特征，是容易发生误诊。临床一见头痛、咽痛或发热等就误为表证。尤其当患者自述感冒了，就更容易诱导医生误诊。

那么，温病的表证亦即卫分证，有何特征呢？除具上述四点特征的恶风寒一症外，尚有舌边尖红、脉数。只要这三点具备，就可确诊为温病初起的卫分证，亦即温病的表证。

伤寒表证与温病的卫分证，虽然都有恶风寒这一主要特征，但二者恶风寒的机制却是不同的。这一点非常关键，必须明确。它不仅关系到对伤寒与温病不同本质的认识，也直接关系到二者治疗原则的不同。

伤寒表证为什么恶寒？是由于风寒袭表，腠理被风寒之邪闭郁，阳气被遏，不能温煦皮毛，故而恶寒。

这里有两点要强调：一是风寒自肌表而入；二是外邪所窃居的部位在肌表。肌表有邪，自当汗而解之。

温病卫分证为什么恶风寒？是由于"温邪上受，首先犯肺"。温邪袭入的途径，不是自肌表，而是从口鼻。外邪盘踞的部位是在肺，而不是肌表皮毛。

卫气的主要作用之一是温煦。卫气靠肺来宣发敷布于肌表。当温邪上受袭肺后，造成肺气膹郁，卫阳不得宣发敷布，外失卫阳之温煦，于是出现恶风寒一症。所以吴鞠通曰："肺病先恶风寒者，肺主气，又主皮毛。肺病则气郁，不得捍卫皮毛也。"

杨栗山对此说得更明确："在温病，邪热内攻，凡见表证，皆里热郁结，浮越于外也，虽有表征，实无表邪。"请读者注意杨氏这段非常重要的话。表无邪，就非汗法所宜，所以温病学家都强调温病忌汗。吴鞠通曰："温病忌汗，汗之不惟不解，反生他患。"又曰："病自口鼻吸受而生，徒发其表亦无益也。"叶天士于《幼科要略·风温篇》曰："夫风温春温忌汗。"在《临证指南医案·卷五》风温某案中又指责那些用汗法治疗温病者说："温病忌汗，何遽忘也？"

9

至于温病卫分证的其他症状，也都是由于温邪袭肺，肺气膹郁，郁热内盛而引起的。身热的产生，一是由于温邪上袭而热，二是由卫阳郁而化热。郁热上灼则咽痛、头痛、口渴、舌红，肺气不宣则咳喘胸痛等。至此可以明确指出，温病初起即属郁热。

前述，伤寒、温病表证的主要依据是恶风寒，而不以脉浮作为主要依据。因为表证初起，不论伤寒还是温病，脉往往不浮。毫无疑问，这种说法与传统观点不同，甚至与经典相悖，但只要临床注意观察，就会发现表证初起，脉确实不浮。所以，不能以脉浮与否作为判断表证的主要依据。

表证初起脉为何不浮？伤寒表证，是由于寒邪外袭，寒性收引凝泣，气血不能畅达，故而不浮。不仅不浮，反而见沉。正如《四诊抉微》所云："表寒重者，阳气不能外达，脉必先见沉紧。"又曰："岂有寒闭腠理，营卫两郁，脉有不见沉者乎。"

新感温病初起，由于是温邪外袭，温邪升浮主动，脉本当浮，可是征之临床，脉多不浮。何也？因温邪犯肺，肺气膹郁，气机不畅，气血不得外达，不能充盈鼓荡于血脉，故而脉沉。

当然，并非表证始终不见浮脉。当外邪化热，热郁而伸时，激荡气血外达，脉方见浮。若热势进一步亢盛，气血为热所迫而外涌，脉不仅浮，且浮而大，成洪脉之象。此时已由太阳转入阳明，或由卫分传入气分。

（二）气分证

气分证的本质也是郁热。气分证的范围虽然较广，因邪热所侵犯的脏腑不同，而有热壅于肺、热灼胸膈、无形热盛、阳明热结、热郁少阳等不同，然皆属郁热。伏气温病热在气分，湿温证湿邪化热，邪在气分，甚至伤寒寒邪化热传入阳明，皆与新感温病的气分证相同，本质都属郁热，治法亦同，清下为其两大治疗。

历来皆云《伤寒论》详于寒而略于温，非也。《伤寒论》实乃中风、伤寒、温病三纲鼎立。《伤寒论》第6条，即温病提纲，概括了温病的各个传变阶段及类型。因其特点为但热不寒，而归入阳明篇中论之。太阳上篇论中风，太阳中篇论伤寒，太阳下篇论太阳腑证及结胸、痞等坏证，阳明篇即详论温病。三纲昭昭，何言仲景略于温乎。陆九芝曰"阳明乃成温之渊薮"，诚谓一语破的，入木三分。温病传入气分，湿温化热传入气分，伤寒传入阳明，殊途同归，至此，三者径可视为一也。

热壅于肺者：由于热邪不得外达而壅遏于肺，肺气不得宣降，上逆而为咳喘；气机窒塞而胸闷、胸痛。

热扰胸膈者：胸中乃心肺所居，肺主气属卫，心主血属营。所以邪在上焦者，卫气营血四个阶段的病变皆可出现。此时关键在于畅达胸膈之气机，胸膈气机畅达，则热可透转肌表而解。若气机不畅，则逼热入营，出现营分、血分的症状。栀子豉汤所主之心烦懊侬不得眠，剧则反复颠倒，心中窒，甚至心下结痛，已然出现逼热入营之端倪。所以热在上焦最易出现逼热入营的逆传心包之病变。

无形热盛者：气分证的无形热盛，即阳明经证或白虎汤证。热邪亢盛，出现大热、大汗、脉洪大，已然有热郁而伸的外达之势，似应不属郁热的范畴。其实不然，仍属郁热，只不过热邪郁伏的程度较轻而已。其肌表的壮热，乃是阳明的郁热外淫于肌表使然。病变之根本，依然在于里热，故仍须因势利导，透热外达，主以白虎汤。吴鞠通云："白虎本为达热出表。"因其属郁热在里，故仍须达热出表。

阳明热结者：由于热与糟粕相搏结，蕴伏于内，阻闭气机，阳气不能外达，可出现肢厥，甚至于通体皆厥。气血不能外达而脉转沉实，甚者脉可沉迟、涩小乃至脉亦厥，其状如尸。其本质属郁热，毋庸置疑。

热郁少阳者：温病之少阳证，亦称热郁胆腑，仍属郁热。其热，可但热不寒，亦可往来寒热。

但是，热郁少阳的往来寒热，与《伤寒论》的少阳证往来寒热本质不同。少阳主枢，乃阴阳出入之枢。温病热郁少阳，是由于邪热郁滞，阻遏气机，阳气不能外达而恶寒，当热郁而伸时则热，于是形成寒热往来。热郁胆腑的性质属郁热，属实证、热证。热郁胆腑属半表半里，这个半表半里属部位概念，位居表里之间，内近胃腑，外近肌肉。而伤寒之少阳证，虽亦称半表半里，但这个半表半里不是部位概念，而是病机概念。

表为阳，里为阴。半表半里，即半阴半阳证，邪将从三阳传入三阴，属阴阳交界之分野，除有邪热以外，已现正气不足的一面，故小柴胡汤中加人参、甘草、大枣以扶正祛邪。伤寒之少阳证与温病之热郁少阳本质不同，治法有别。

（三）营分证

热陷入营，亦属郁热，且热郁程度较气分更甚，病位更深，出现神昏谵语、灼热肢厥，甚至舌謇囊缩。不仅气机窒塞，而且血行亦凝泣，故而出现舌绛唇暗、脉沉细数。

气分热郁内陷入营的原因有二：一是营阴亏，热易陷；二是气机壅塞，逼热入营。导致气机闭塞的邪气有痰湿、瘀血、热结等。此时治疗关键，务在宣达气机，使深陷营分的热邪透转气分而解。

（四）血分证

血分证的实质仍是郁热，是在营分证的基础上，进而出现动血。血分证的出血，不仅是热邪迫血妄行，还有瘀血阻滞，血不循经而妄行，两个因素相合而造成动血。此时的治疗原则为凉血散血。散血，不仅是活血化瘀，还有散血中伏火的意思。瘀血除，气机畅，郁热方能外达。

可见，新感温病，不论卫气营血各个阶段，其本质都属郁热。

（五）关于"在一经不移"问题

叶天士云："伤寒多有变证，温热虽久，在一经不移。"这句话应如何理解，众说不一。章虚谷曰："伤寒先受于足经，足经脉长，而多传变；温邪先受于手经，手经脉短，故少传变，是温病伤寒之不同，皆有可辨也。"其实，温病传变最速，常可一日三变，根本不以手经短就不传。周学海言温病传经者少，因"温邪为开，重门洞辟，初病即常兼二三经，再传而六经已毕，故变证少也。"初病即传二三经，再传而六经毕，只能言其传变迅速。传变速者反曰不传，与在一经不移，自相抵牾。

《温病学》曰："温热，当指温热夹湿之证。由于湿性黏滞，转化较慢，故曰在一经不移。"原文明言温热，径改为湿热，已有不妥；即使湿热证，亦有传经，观《湿热论》自知，何言在一经不移。

"温热虽久，在一经不移。"乃指温热证，就其性质而言，无论卫气营血概属郁热。

尽管热郁的部位有不同，轻重程度有别，正气强弱相殊，兼夹邪气各异，临床表现千差万别，但只要有热邪存在，其性质皆属郁热在里，这一基本性质是不变的，故曰："温热虽久，在一经不移。"正如吴又可在《温疫论·卷下·诸家温疫正误》中所云："若果温病，自内达外，何有传经。若能传经，即是伤寒，而非温病明矣。"

二、伏气温病属郁热

伏气温病，医家皆谓伏气化热，里热外达，此属郁热。诚如章虚谷所云："温病由伏气者，邪自内发，未病时，已郁而成热。一旦触发，势如燎原，故急清里热，表热亦除。是内热为发病之本，表热为传变之标。即或非伏气蕴酿，凡感温病，终是阳邪。"对伏气温病属郁热这一本质，医家并无异议，故而从略。

三、温疫属郁热

早在《内经》时代，医家就已明确认识到，温疫是具有很强传染性的一类特殊疾病。曰："五疫之至，皆相染易，无问大小，病状相似。"吴又可结合自己治温疫的丰富实践经验，全面发展了《内经》的疫病学说，著有不朽之作《温疫论》。

关于温疫的病原，吴氏于卷首即云："夫温疫之为病，非风非寒，非暑非湿，乃天地间别有一种异气所感。"并郑重声明："此治疫紧要关节。"

吴氏认为温疫是别有一种异气所感，这种见解在当时是很先进的。异气，毕竟也是一种外感邪气。外邪，乃指六淫。中医理论体系，对六淫的性质、致病特点、辨证论治规律，都是非常明确的，完全融入中医理论体系之中。若云异气是六淫之外的另一种外邪，那么它的性质、特点及辨证施治规律，纳入不了中医理论体系之中。所以，异气欲纳入中医理论体系，就必须将其与六淫相衔接，临床方能实际操作。

异气究竟是什么性质？《吴医汇讲·瘟疫赘言》曰："所云疬气，无非郁热。"又云"疫皆热毒"。《伤寒瘟疫条辨》亦云："温病得于天地之杂气，怫热在里。"异气虽属郁热，但常夹秽浊之气闭郁气机，故《温热逢源》云："温疫之邪，从口鼻吸受，所受者湿秽之邪。"据此可知，温疫本质属郁热无疑。

综上所述，温病无论新感、伏邪、温疫，其本质是相同的，都是郁热。明确了这一点，对温病的分类、传变、辨证论治规律的认识，都有重要意义，故不厌其烦详论之。

第三节　温病的分类

温病的分类，关系着温病的治疗，故列专题加以讨论。

分类的原则，当依某些病证有着相同的病因、病机及辨证论治规律，方可归属为一类。

分类的目的，在于把握某类疾病的共同规律，以执简驭繁，指导临床。若对临床无指导意义的繁琐分类，就失去了分类的意义，当予蠲除。

温病按传统分类方法，有的依据发病方式分，有的按所受邪气性质分，有的按季节分。尽管分类方法不同，归纳起来大致分新感温病、伏气温病、温疫三类。新感温病中，又分为风温、温热、温疫、暑温、湿温、秋燥、冬温、温疟、温毒；伏气温病有春温、伏暑。依邪气性质分，又分为温热与湿热两大类。

有没有这样繁琐分类的必要？本人认为没有。因为各种温病（湿温尚未化热、化燥者除外），就其性质而言，统属郁热。其病理机制亦相同，统属郁热伤阴。其治疗大法亦相同，皆当以清透为主，阴伤者兼以养阴。既然各种温病皆相同，也就没有繁琐分类的必要，只分温热与湿热两大类即可。下面，逐次阐述本观点的理由。

一、新感温病

新感温病由明·汪石山所倡。新感温病与伏气温病相对而言，指感而即发，初起见表证者。吴鞠通参照王叔和《伤寒例》中所列病名，曰"温病者有风温、有温热、有温疫、有温毒、有暑温、有湿温、有秋燥、有冬温、有温疟"，共计九种。这九种温病，吴氏认为皆属于新感温病，只有后面的春温伏暑，算作伏气温病。

有无这样细分的必要呢？余以为大可不必。试观《温病条辨》中亦将风温、温热、温疫、温毒、冬温合而论之，其临床表现、传变规律、治疗方法，并无二致。既然都一样，又何必强分？至于秋燥，无非津伤较著；暑温热邪较盛或夹湿；伏暑只是季节不同；疟痢痹疸亦属温病范畴，只是某一方面症状较著而已，实则辨证论治规律相同，同样没有强分的必要。

二、伏气温病

（一）伏气理论的提出

伏气的提出，肇自王叔和，其认为所有温病都是伏气，是由于寒毒藏于肌肤，至春变为温病，至夏变为暑病。自汪石山始明确提出温病分新感与伏邪，后世医家皆宗其说。之所以提出伏气理论，主要是想解释两个问题。

第一，有些温病初起，并无表证，而是呈现一派里热阴伤的表现，不同于一般外感由表入里，初起有表证者。这种现象如何解释呢？既然里热阴伤，当然热邪在里。可是里之热邪又从哪里来的呢？只好用伏气的理论来解释，是由于邪气伏于体内，感而未发，蕴久化热伤阴，过时乃发，于是出现里热阴伤的表现。

第二，解释非时之邪的问题。伏暑发病，表现的是暑邪的特点。暑乃夏之气，时至秋冬，暑气已消，何以又见暑邪致病？只好搬出伏气理论，认为这是夏季感受暑邪，感而未发，过时乃发，所以有伏暑秋发及伏暑冬发。

伏气理论虽能解释上述两个问题，但也有很多难以自圆其说的缺陷，如邪伏何处？如何知为冬伤于寒？为何伏而不发？哪些病属伏邪？等等。前人也提出了很多解释，但无一能令人信服，故不引述，以免冗赘。吴又可驳曰："人身气血流行，稍有窒碍，即为不安，岂有邪藏肌肤全然不觉，至春至夏，始得发病耶？"杨栗山更直截了当地质问曰："何其懵懂，中而不觉，藏而不知？"

（二）伏气温病的理论依据

伏气论者，从来都把《内经》《难经》的几段经文作为重要依据。

第一段：《素问·生气通天论》篇曰："冬伤于寒，春必病温。"若仅断取此句，确可作为伏气温病的理论渊源，然前后文连起来读，其意思与伏气理论相去甚远。

《素问·生气通天论》全篇主旨，是讲人之生气与自然相应，与阴阳五行之气相应贯通。人当和于阴阳，应于四时之序，以养生生之气，使阴平阳秘，则大风苛毒弗能害。若违于阴阳四时，则"四时之气更伤五脏"。五脏之气乖戾，犹天地之"若春无秋，若冬无夏"。五脏失于制化，则病变相传，相互影响，此即该篇所云"病久则传化，上下不并，良医弗为"。

于是"春伤于风，邪气留连，乃为洞泄。夏伤于暑，秋为痎疟。秋伤于湿，上逆而咳，发为痿厥。冬伤于寒，春必温病"。这段话的意思是，肝应春，风通肝，风气留连则伤肝，木旺乘土，运化失司，发为洞泄。夏暑伤心，心火亢则刑金，肺金伤，营卫不布，寒热不调，发为咳疟。秋湿伤脾，湿浊乘肺而咳逆；湿淫筋脉而痿厥。冬寒伤肾，肾精不藏，肝木失涵而阳张，至春阳升而病温。

这段的中心思想是讲五脏在病理情况下的相互影响，相互传变。首先讲的是"四时之气更伤五脏"，对五脏是伤，而不是伏而不发，不知不觉，毫无反应。五脏被伤之后，还要相互影响，相互传变，此即该篇经文所云病久则传化。并没有像伏气论者所说的那样，感邪之后，邪气藏于体内而不发病，过时乃发的意思。所以，以此作为伏气温病的理论依据颇感牵强，大有断章取义的味道。

16

《素问·阴阳应象大论》篇曰："冬伤于寒，春必病温。春伤于风，夏生飧泄。夏伤于暑，秋为痎疟。秋伤于湿，冬生咳嗽。"这段文字与前稍异，意思相同，都是讲五脏在病理情况下的相互传变、相互影响。

《阴阳应象大论》全篇主旨，讲的是人身脏腑阴阳与四时五行之阴阳，其象相应，以说明人体的生理、病理、诊断、治疗等问题。故称"阴阳应象"。

该篇曰"喜怒不节，寒暑过度，生乃不固"。七情、六淫所伤，五脏生气不固而为病。不仅受邪之脏为病，而且五脏之间亦相互传变、相互影响。冬伤于寒而肾病，肾精不能化生，不能固藏，必然要影响肝木，使肝失涵养，至春阳升之时，乃病温。这段经文与全篇主旨一致，讲的是天人相应，五脏相关，而不是讲伏气问题，同样不能作为伏气论的依据。

第二段：《素问·金匮真言论》篇曰："夫精者，身之本也。故藏于精者，春不病温。"

伏气论者将这段经文作为"冬伤于寒，春必温病"的佐证。意即冬不伤寒，寒不伏于少阴，肾精固密，则春不病温。可是在本篇开首中同样明确写道："风触五脏，邪气发病。""北风生于冬，病在肾。"经文明明说邪袭于人则发病，没有说受邪以后伏而不发病。冬受邪则肾病，也没有说肾不病，此文难以作为伏气理论的依据。

第三段：《素问·热论》篇曰："今夫热病者，皆伤寒之类也。"又曰："凡病伤寒而成温者，先夏至日为病温，后夏至日为病暑。"

"之类"，就字义而言，是具有某些相同特征的热病，可归属于伤寒这一类。这类热病都包括哪些呢？《难经·五十八难》做了很好的注脚，曰伤寒有五，有中风、有伤寒、有湿温、有热病、有温病。这五种病，都属外感热病，作为疾病分类，悉将其归于"伤寒之类也"。这类病，皆以发热为主要表现，所以统称为"伤寒"。凡病伤寒这类的热病，若发于夏至以前的称温病，发于夏至以后的称为暑病。

这几句经文的意思很明白，是个疾病归类的问题，无论如何也引申不出皆感受寒邪、伏而不发、过时乃发的意思。

第四段:《素问·疟论》曰:"温疟者,得之冬中于风寒,气藏于骨髓之中,至春则阳气大发,邪气不能自出,因遇大暑,脑髓烁,肌肉消,腠理发泄,或有所用力,邪气与汗皆出。此病藏于肾,其气先从内出之于外也,如是者,阴虚而阳盛,阳盛则热矣。衰则气复反入,入则阳虚,阳虚则寒矣,故先热而后寒,名曰温疟。"

这段经文,颇与伏气论的说法相符,但有四点不支持伏气理论。

1.疟论全篇,是阐述各种疟证的病因、病机、症状及治则。该篇中明确指出,疟乃"腠理开则邪气入,邪气入则病作"。当属感而即发,没有伏气的意思。

2.关于温疟,该篇中还有一段论述:"此先伤于风而后伤于寒,故先热而后寒也,亦以时作,名曰温疟。"这段关于温疟的描述,是以时而作,看不出伏气的论据。

3.上文虽有冬之风寒藏于骨髓,至夏乃为温疟。但未成温疟之前,有无发病?经文并没说不发病。"脑髓烁,肌肉消",病已如此重笃,绝非一日之疾,焉能受伤后并未病,迨温疟一发即如此?此必在受邪久病的基础上,邪气从内出之于外,转成温疟。

周扬俊《温热暑疫全书》曰:"春时温病未愈,适复感寒,忽作寒热者,温疟也。"这就是温病久病不愈的基础上,复感寒邪而成之温疟,并无伏而不病的意思。叶天士即有"转疟"的论述。所谓转疟,乃由他病转化而成疟,盖温疟亦为转化而成者。

4.关于疟之病机,贯穿全篇一致的观点,都是因邪与卫争而作。曰:"卫气之所在,与邪气相合则病作……故卫气应乃作。"卫行于周身,日行阳,夜行阴,无处不到,邪气何得藏伏而不与卫相争,且由冬经春至夏乃发,卫气竟大半年未至邪伏之所吗?

第五段:《灵枢·邪气脏腑病形》篇曰:"虚邪之中身也,洒淅动形。正邪之中人也微,先见于色,不知于身,若有若无,若亡若存,有形无形,莫知其情。"

伏气论者引这段经文,借以说明邪伏体内,可以久伏不觉,且不即病。人体虽已受邪，仍然"不知于身""莫知其情"，仿佛没有感觉。实则这段经文说的是虚邪与正邪伤人的轻重不同。虚邪伤人重，洒淅动形；正邪伤人轻，可有色的改变，而自觉症状甚轻，仿佛若有若无，莫知其情。这是讲的不同邪气伤人之轻重比较，与伏而不发、过时乃发的伏气论，风马牛不相及！即使正邪伤人轻，文中也指出有色的改变，并非一点发病的征象都没有，也扯不上伏而不发的问题。

第六段：《伤寒论》平脉法篇曰："伏气之病，以意候之。今月之内，欲有伏气。假令旧有伏气，当须脉之。"这里确实明确无误地提出伏气一词，可是伤寒家公认平脉法篇乃叔和所作。叔和就是首倡伏气论者，于《伤寒例》中提出"寒毒藏于肌肤"，结果遭到吴又可、喻嘉言、张路玉等众医家批驳，这也不能作为伏气论者经典依据。

从上述被伏气论者作为主要理论依据的六段经文分析中可以看出，理由是不够充分的，难以为凭。

（三）正确的解释

对温病初发烦躁里热阴伤及非时之气问题，《内经》已做了明确的解释，不必另撰什么伏气理论。不仅费劲不少，且破绽太多，又无多大临床指导价值，当予废除。

1. 里热阴伤问题

对温病初起烦躁里热阴伤的这种病理现象，《内经》已有明确解释。《素问·评热病论》篇曰："邪之所凑，其气必虚。阴虚者，阳必凑之。"

从邪正斗争角度来讲，疾病的发生、发展、变化，取决于邪正相争。正虚是内因，邪侵是外因，内因起决定作用。"邪之所凑，其气必虚"，泛指各种疾病的共同规律。"阴虚者，阳必凑之"，则特指温病的发病机制。阴虚的产生，可因先天禀赋不足，或后天失养所致。在阴虚的基础上易招致阳邪的侵袭；而且阳邪亢盛，又进一步耗伤阴液，出现里热阴伤的病理变化。这种解释，既符合经旨，又简捷明了，何必绕个大弯子，以伏气理论来解释。

至于里热阴伤的类型不同，主要取决于阳邪侵袭部位、所犯脏腑而别。何部阴气虚衰，阳邪即侵袭何部，于是出现里热阴伤的不同证型。有的可在肺，有的可在心、脾、肝、肾、胆、三焦以及气分、营分、血分等。这也无须用邪伏肌肤，邪伏阳明、少阴等伏气理论来解释。

2. 非时之气问题

至于伏暑秋发或冬发问题，《内经》从来都讲有非时之气。秋冬虽然暑气已消，湿热交蒸而类似暑邪的病证并不罕见。或感非时之邪，或感其他邪气郁而化热，热与湿相搏结，即可见所谓伏暑的临床表现。所以，非时之邪的问题亦不必以伏气理论来解释。

3. 温邪侵袭途径问题

据上所述，伏气理论应予废除，所有温病都应属感而即发的新感温病。但是，一般认为新感温病初起都应有卫分证阶段，亦即外感表证阶段，以后才逐渐化热伤阴化燥，由表传里，由卫气传入营血，由上焦传入中下焦。若温病初起烦躁里热阴伤，并无表证，为何能叫感而即发的新感温病呢？这就是本书要讨论的温邪侵袭途径问题。

一般皆云，温热上受，首先犯肺，初起见卫分证。寒邪自肌表而入，首犯足太阳经，初起见伤寒表证。其实，此只言其常，无论伤寒温病，外邪侵袭，皆非仅一种途径，邪气都是乘虚而入，视其所虚之处而袭之，都不是一种固定模式。

《伤寒论》中寒邪袭人，固以寒袭肌表，初起见太阳表证者为多见。若正气较弱，寒邪尚可犯少阳、阳明，出现太少合病、太阳阳明合病，甚至三阳合病。若正气衰者，寒邪可直犯三阴，径入于里。难道因初起未见太阳表证而名之曰伏气伤寒吗？

温邪袭人，亦非仅"温邪上受首先犯肺"此一途而已。温邪亦因虚而袭。初起可首先犯肺，亦可直趋中道，达归募原、三焦，亦可直入三阴经。所以，温病初起也呈现多种表现，不一定皆出现卫分症状，不可以初起没有卫分证而否认属感而即发的温病。"邪之所凑，其气必虚"，哪儿正气虚，邪就袭哪儿，哪儿就发病，何其明快、清楚，不必以伏气理论强为谬解，画蛇添足。

平脉辨证温病求索（第二版）

三、温疫

温疫是具有很强传染性、流行性的一类疾病。若从提高警惕、积极预防治疗、防止传染流行这个角度来讲，把温疫从温病中分出来是有积极意义的。但前已述及，温疫的本质是郁热，病机特点是里热阴伤，且辨证施治规律亦与一般温病无原则区别。所以，温疫亦无另列的必要。

四、温病应分温热与湿热两大类

为什么将温病分为温热与湿热两大类？因二者有相同的一面，又有不同的一面。

相同：因皆有外感热邪，故皆属温病范畴。尤其当湿已化热化燥，转成热邪后，则与温热类温病相同，也就无可分之处。

不同：温热类温病邪气单一，就是外感温热之邪。而湿温，既有外感热邪，又有外感或内生之湿邪。有热，就要表现热的特征；有湿，就要表现湿的特征。湿遏热伏，热蒸湿横，相互为患，其辨证施治规律与单纯热邪者有别，故将温病分此二类。其他繁琐的分类，既无本质的区别，又无临床指导意义，故可废除。试观叶天士《温热论》中，亦只分温热与湿热两大类而已。

从本节分析中可得出如下结论：

1. 新感、伏气、温疫三类温病其本质皆是郁热。正如柳宝诒所说："夫温热暑疫皆热证也。"且辨证施治规律亦相同，没有必要强予区分。

2. 伏气学说既无理论依据，又无实践指导价值，且破绽甚多，应予废除。至于温病初起烦躁里热阴伤者，完全可依"邪之所凑，其气必虚。阴虚者，阳必凑之"的理论来解释。秋冬见伏暑，可用非时之气来解释，不必杜撰伏气理论。

3. 温病应分温热与湿热两大类，其他分类没有必要，可废。

第四节　温病的传变

对于温病传变过程中各个阶段的划分，历代温病学家提出了不同的见解。主要有吴又可九传学说、叶天士卫气营血传变、吴鞠通的三焦传变、柳宝诒的六经传变、薛生白的正局与变局传变、杨栗山的气血传变等，见仁见智，各有所长，但又各执一说，使后人莫衷一是。究竟应如何认识温病的传变规律，这就是本节所要讨论的问题。

一、温病传变阶段划分的目的和原则

目的：温病的整个传变过程，千变万化，纷纭繁杂。根据其传变过程中病机及治则的变化，划分为不同传变阶段，便于提纲挈领地掌握温病的传变规律，以指导临床实践。

原则：温病传变阶段的划分，都必须遵循这样一个共同原则，即当温病在传变过程中出现不同质的变化，且治则亦发生相应改变时，此时才可划分出不同的传变阶段。同一质的改变，其症状亦可有很多不同，但这差别，仅是量的改变，就不能划为一个独立的传变阶段。临床上总不能根据症状的千差万别，而划分为千万个传变阶段吧，那样也就失去了划分传变阶段的意义。如气分证，有热邪在肺、在胃、在胆、在肠等不同，尽管临床症状有很大差异，但其本质相同，治则相同，则统归之于气分证。本书在评价各种传变学说时，即依据这一原则作为是非优劣标准。

二、温疫不同传变学说的评价

（一）吴又可的九传学说

《温疫论·统论疫有九传治法》曰："有但表而不里者，有表而再表者，有但里而不表者，有里而再里者，有表里分传者，有表里分传而再分传者，有表胜于里者，有先表后里者，有先里后表者。"吴氏将此九传，称为"治疫紧要关节"。

吴氏所说的九传，不外表里而已。吴氏亦曰："夫疫之传有几，然亦不出乎表里之间而已矣。"

所谓表，"其证头痛身痛发热，而复凛凛，内无胸满腹胀等证，谷食不绝，不烦不渴，此邪外传，由肌表而出，或自斑消，或自汗解。"

所谓里，"外无头疼身痛，而后亦无三斑四汗，惟胸膈痞闷，欲吐不吐，虽得少吐而不快，此邪传里之上者，宜瓜蒂散吐之，邪从其减，邪尽病已。邪传里之中下者，心腹胀满，不呕不吐，或燥结便闭，或热结旁流，或协热下利，或大肠胶闭。"

本书第二节中已阐明，温疫本质属郁热。而吴氏所说的九传，实质就是一个里热问题。里之郁热阻遏气机，阳气不得外达，经络不通，因而出现头身痛、发热复凛凛等症，此即吴氏所说的表。里热为本，而表乃里热之标，里热解而表自除。为什么这样说？有吴氏所列方药为证。表者宜白虎汤，里者宜承气汤。此二方皆治阳明里热，一为阳明经证主方，一为阳明腑证主方。所谓九传，实质就是里热，当毋庸置疑。

若以方测证，则吴氏所列表里诸症，不够准确。白虎证岂无烦渴？承气汤亦未必无头痛。

（二）叶天士卫气营血传变

叶氏的卫气营血传变，已被后人奉为温病辨证论治的纲领，温病理论形成的标志，具有与《伤寒论》的六经传变同等重要的地位。

笔者认为：卫气营血传变，只有气血传变。卫分证不是一个独立的传变阶段，应归属于气分证之中。营分与血分，无本质区别，血分证可包括营分证。对此，叶氏虽未明言，但已寓意于中。

1. 卫分证：卫分证的实质是热郁气分

本书第二节中已明确指出，卫分证具有定性意义的指征为恶风寒，舌边尖红。舌边尖红，是郁热上灼所致；恶风寒的产生，是由于温邪上受，首先犯肺，肺气膹郁，卫气不达，外失卫阳之温煦所致。

"温邪犯肺"，肺气膹郁。这就明确指出，温病初起是肺被温邪所伤，热邪郁闭于肺而恶风寒。卫分证的出现，其本质为肺之郁热。卫分证只反映了肺气郁闭的程度，郁闭重的，可以恶风寒，可以无汗；若热郁而伸，热淫肌表，则恶风寒的症状就消除了，转为但热不寒。这正如陈光淞所云："卫为气之标，气为卫之本。"

关于卫分证的实质是气分郁热这一论断，叶天士在《温热论》《幼科要略》的多处论述中都体现了这一观点，摘要如下：

《温热论》云："肺主气属卫。"说明卫分与气分属同一范畴。

《温热论》云："温邪则热变最速，未传心包，邪尚在肺。肺主气，其合皮毛，故云在表。"温病初起的表证，亦即卫分证，是由温邪伤于肺之气分所致，卫分证只是一个标象而已。所以说，卫分证不是一个独立的传变阶段。

《温热论》云："湿郁卫分，汗出不彻之故，当理气分之邪。"卫分病变，不理卫分之邪，却理气分之邪，这明显指卫分证只是气分病变之标象。

《幼科要略》云："虽因外邪，亦是表中之里。"外邪所伤，虽现表证，亦是里证使然。里为本，表为标。

《幼科要略》云："肺位最高，邪必先伤，此手太阴气分先病。"感受温邪之后谁先病？叶氏明确指出是气分先病，而没说卫分先病。由于气分病后其标象为卫分证，卫分证显然从属气分证。

从叶氏的许多论述中可知，卫分证的出现，其根本原因在于气分郁热。气分郁热为本，卫分证为标。所以卫分证不是一个独立的传变阶段。

2. 营分证

营分证与血分证属同一范畴，二者只有症状的差异，没有本质的不同。故营分证应归属于血分证，可统称为血分证。叶氏在很多论述中，也昭示了这一观点。摘要如下：

《温热论》云："心主血属营。"营血属同一范畴，举血可以赅营。

《温热论》云："营分受热，则血液受劫。"若把营血看成截然分开的两个东西，那么营分受热，只能营阴受劫，碍不着血液的事。而叶氏明确指出营受热则血受劫，营血属同一范畴，并不区分。

《温热论》云："再有热传营血。"营血并论，可见不分。

《温热论》云："再论气病有不传血分，而邪留三焦。"温病只有气血传变，气病若传，就传入血分，叶氏没有说气病传入营分再传血分，可见营血属同一传变阶段。

《温热论》云："火邪劫营，凉血清火为要。"火邪劫营，本当凉营清火，却言凉血清火，可见营血不分。

《幼科要略》云："手太阴气分先病，失治，则入手厥阴心包络，血分亦伤。"叶氏只提气分与血分两个阶段的传变，再次说明营血不分。

由上可见，所谓卫气营血传变，实质都是郁热在里，只有气与血两个传变阶段。

（三）吴鞠通三焦传变

相据讹传，曰仲景伤寒分六经，河间温病立三焦。查河间无此说，三焦传变为吴氏所倡。自诩曰：三焦传变与伤寒六经对看，六经横传，三焦纵传。

吴氏的三焦传变，是与叶氏卫气营血传变相结合的，是对叶氏传变规律的补充。其积极意义有三点。

1. 明确了温病由上焦到中焦、再到下焦这一纵向的传变规律。叶氏的卫气营血传变，虽也涉及温病的纵向传变，但谈得不够清楚、明确，基本上还是谈的横向由浅入深的传变规律。

2. 三焦传变的每一阶段，都与脏腑紧密联系。卫气营血传变虽也有一部分谈到了脏腑关系，但不够全面、清晰。

3. 三焦传变的下焦篇，全部讲的是温病后期肝肾阴伤的虚证。叶氏《温热论》虽也涉及部分阴伤的虚证，但不够突出、详尽。

三焦传变主要是讲病位，温邪由上焦到下焦、由浅入深的过程，而揭示温病的性质，还要结合卫气营血传变理论。如上焦篇有卫分证、气分证、营分证、血分证。上焦，只说明病位和涉及的脏腑，而卫气营血则说明病的性质。

既然三焦传变仍要依赖卫气营血传变来阐明其性质，前已述及，卫气营血传变无非是气与血耳，当然三焦传变亦不例外。

三焦传变的缺陷有三：

1. 三焦传变主要揭示温病的传变部位，而对疾病性质难以反映明确。

2. 病变部位说得也不够清楚。依三焦划分，上焦心肺，中焦脾胃，下焦肝肾。下焦篇谈的是肝肾真阴耗伤的病变，那么肝热生风、热入血分等实热证归于何焦，比较含混。

3. 温病的传变，也不是按吴氏所规定的路线，由上到中、到下。所谓伏气温病，初起即里热阴伤，或在气分，或在营血，就不依三焦传变。若云吴氏三焦传变指新感温病，其实新感温病亦不全按三焦的顺序传变，温邪可直趋中道，或伏募原，或归三焦，并不都是首先犯肺而出现上焦病变。温病侵袭途径是因虚而袭，何处阴虚，温邪就袭于何处，非必依三焦顺序传变。所以，三焦传变，难与六经传变相提并论。

（四）柳宝诒的六经传变

《温热逢源·论伏邪外发须辨六经形证》曰："凡外感病，无论暴感伏气，或由外而入于内，则由三阳而传入三阴；或由内而达外，则由三阴而外出三阳。六经各有见证，即各有界限可凭。"又曰："况伤寒温热，为病不同，而六经之见证则同；用药不同，而六经之立法则同。治温病者，乌可舍六经而不讲哉。"但柳氏所云三阴三阳，皆为热证，与伤寒三阴之虚寒不同。

所谓六经传变，无非是里热外传与内传，此与吴又可九传论相似。《医门棒喝》云："内热为发病之本，表热为转变之标。"既然表热只是一个标证而已，并无实质改变，也就没有独立划分为一个传变阶段的必要了，剩下的只是一个里热问题。

（五）杨栗山气血传变

杨氏云："伤寒得天地之常气，风寒外感，自气分而传入血分。温病得天地之杂气，邪毒入内，由血分而发出气分。"

气分与血分的区分标准是什么？杨氏没明确地说清楚，只能从散在各篇的叙述中分析。

《伤寒瘟疫条辨·卷一·六经证治辨》曰："盖伤寒之邪，风寒外感，始中太阳者十八九；温病之邪，直行中道，初起阳明者十八九。"

既然温病由血分而发出气分，且初起阳明者十之八九，看来杨氏所指的血分，当为阳明里热；伤寒由气分传血分，且初起始中太阳者十居八九，则气分当指太阳表证。由此可见，杨氏所说的血分，实指里热而言；所说的气分，实指表证而言。

关于气分与血分的症状表现，杨氏于《伤寒瘟疫条辨·卷一·证候辨》曰伤寒初起，"当觉肌肉粟起，既而四肢拘急，头痛发热，恶寒恶风，脉缓有汗为中风，脉紧无汗为伤寒。"温病初起，"忽觉凛凛以后，但热而不恶寒。""温病皆里证，发即口燥咽干，未尝不发热头痛。"杨氏所列举的症状，所谓气分，乃外感表证；所谓血分，乃但热不寒、口燥咽干、头痛发热的阳明热盛津伤的表现。

杨氏关于气分血分的界定，是值得商榷的。温病的表证，皆是里热的一个标象，邪并不在表，治亦从清透里热入手，里热清，表证随之而解。所以表证不能作为一个独立的传变阶段。将太阳表证称为气分，将阳明里热称为血分，含义不清，有欠妥帖。本书在后面关于温病的传变，虽然也提气分、血分，但含义与杨氏之气血传变有别。

（六）薛生白的正局与变局传变

1. 薛氏传变规律简介

薛氏与叶氏齐名，乃湿热类温病理论体系的奠基人，创立正局、变局传变规律。惜其论述不够醒目，令人难于了然，故后人绝少提及，几致湮没。

正局：

正局病变的性质为湿重于热或湿热并重者。

正局的病位包括三个部分。

第一，脾胃。湿热之邪由口鼻吸受，直趋中道，出现脾胃的病变。中气实者属阳明，属实证；中气虚者属太阴，属虚实相兼证。

第二，募原。薛氏云："邪由上受，直趋中道，故病亦多归募原。""膜原者，外通肌肉，内近胃腑，即三焦之门户，实一身之半表半里也。"

邪已趋中道，脾胃受之，何以又归募原？概脾胃为湿热所困，升降失司，枢机不利，表里之气不通，兼见募原之半表半里证。半表半里属少阳，为胆与三焦所司。

第三，二经之表。脾胃受病，同时出现二经之表的病变。

太阴之表为胃及四肢。脾与胃相表里，脾为里，胃为表，故胃为太阴之表。脾病当兼胃的病变。脾主四肢，清阳不能实四肢，四肢倦怠，故四肢为脾之表。

胃之表为肌肉与胸。胃主肌肉，胃病不能濡养而肌肉烦疼。胸在胃之上，且脾胃清气上贮胸中，故胸为阳明之表。脾胃为湿热所困，则胸痞为必有之症。

正局的表现：薛氏所列症状，计有始恶寒，后但热不寒，汗出胸痞，舌白或黄，口渴不引饮，以及四肢倦怠，肌肉烦疼。

还有些症状，薛氏未明言，但据病机分析，尚可见脘腹满痛、不欲食、恶心呕吐、下利等。

变局：

变局病变的性质为湿热已然化热化燥。此即薛氏所云阳明、太阴，湿久郁生热，热甚则少火皆成壮火。

变局的病位除脾胃病变之外，多兼少阳、厥阴热证。壮火肆疟，充斥表里上下，外达少阳胆与三焦，则见耳聋、干呕；热陷厥阴心包及肝，则见痉厥昏谵。此即湿热证之变局。

2. 薛氏传变规律评价

正局者，以湿邪尚重，且以脾胃为重心，湿遏热伏，热蒸湿横，主要病变是湿热阻遏气机。所以，正局实质是气分病变。

变局者，湿热悉已化热、化燥，充斥表里上下，此时热已入厥阴心包与肝，以痉厥、动血、耗阴为主要表现，实质是血分病变。所以说，薛氏的正局与变局传变，本质仍是气血的传变。

三、本书所倡传变规律——气血传变

我们在学习、分析、总结前人各种温病传变学说的基础上认为：温病的本质为郁热在里，其传变，不外气血传变。本书所说的气分证，包括叶氏的卫分证及气分证；本书所说的血分证，包括叶氏的营分证及血分证。

（一）气分证

1. 气分证的病理改变

气分证的实质，是热郁于气分。这个阶段，邪气亢盛，正气亦较强，正邪抗争，呈现一派实热的病理改变。其主要病理改变有以下四点。

第一，阳盛则热。前已申明，中医所说的热，与西医所说的热概念不同。中医的热，主要是个病理概念，指疾病的性质属热。体温高只是一个具体症状，包括身热。温病属外感热病，身热是各个传变阶段共有之症，而非气分证所特有。

热郁气分，扰乱气机，引起脏腑经络功能障碍，出现咳喘气粗、口秽吐利、心烦狂躁、谵语神昏、痉厥、腹满疼痛、便结溲赤等。

第二，热阻气机。只要有邪热存在，就有不同程度的气机阻滞。阳气被阻滞不能外达，则外失阳之温煦而恶风寒；阳不达于四末，则四肢冷。气机被阻，气血不能充盈鼓荡血脉而脉沉。热伤脏腑，随其所伤部位不同而临床表现各异。

第三，阳盛则阴病。热在气分阶段，主要是伤津，出现津亏失润的表现，如口舌干燥、口渴喜饮，肺津伤则咳喘少痰，胃津伤则呕恶不食，大肠津伤则便结，膀胱津伤则溲赤涩少等。

第四，壮火食气。热盛则耗气，令人气短、倦怠、背微恶寒、肢厥、脉虚等。重者亦可亡阳。

这四个方面的病理改变皆是因热所致。由于病理改变的侧重不同，以及热邪所伤的病位不同，因而出现不同的临床表现。尽管临床表现有很大差异，但有着共同的特征。

2. 气分证的重要特征

身热、口渴、舌红、苔白或黄、脉数实有力。关于选择以上五点作为判断气分证的主要指征，说明如下。

第一，身热。气分证的身热，可以程度不等，兼症不同。有的可微热，有的可壮热；有的兼恶风寒、肢冷，有的但热不寒；有的兼汗出，有的无汗。尽管存在许多差异，但身热为气分证的主症之一。

关于但热不寒问题：依叶氏卫气营血传变规律来分，气分证的特征为但热不寒，反恶热。以恶风寒的存在与否，区分卫分证还是气分证。而本书只提身热，没有提但热不寒。固然，恶风寒是卫分证的特征，但卫分证的恶风寒，是里热之标象，只反映里热郁遏之程度，没有质的改变。但热不寒属气分证，伴恶风寒者仍属气分证。卫分证不是一个独立的传变阶段。

至于寒湿袭表，或温病兼风寒袭表者，也有身热恶风寒。但这个恶风寒，与温病热郁的恶风寒本质不同，不仅属表证，亦有表邪，当汗而解之。而温病的恶风寒，是里热之标象，虽有表证，却忌汗解。二者表现虽似，但本质不同，治则亦异。

关于汗的问题：气分证可有自汗、大汗，亦可头汗、阵汗、手足濈然汗出，或者无汗。当热邪郁闭较重，气机遏郁，阳气不能宣发，津液不得敷布，此时可无汗，或郁热上蒸而头汗出。若热郁而伸，迫津外泄，此时可见自汗，甚至大汗。因汗的情况各异，故不以汗为气分证的特异指征。

第二，口渴。气分证的口渴，程度不同，或微渴，或烦渴引饮。引起口渴的原因，无非是热耗津亏及邪阻气机津液不布两端。

第三，舌红。舌红程度轻者，仅舌边尖红；重者，全舌皆红。

第四，舌苔。苔可薄白欠润、微黄、黄甚或灰黄色，或黑而干起芒刺等。

第五，脉。典型之脉当沉而躁数。若郁遏重者，可沉实，沉迟，沉涩，沉小，但按之有躁急不宁之感，甚至可脉厥。若热郁而伸，有外达之势者，脉可浮数、洪数。若津气为热邪耗伤，脉可细数。若热邪耗气，脉可虚芤而数。

临床凡见身热、口渴、舌红、舌白或黄、脉数实有力，即可诊为气分证。其中尤以舌红、脉数实为主要依据。

（二）血分证

前已述，营血是同一范畴的东西。举血可以赅营。所以叶氏所说的营分证、血分证，可并称为血分证。

1. 血分证的病理改变

里热深入血分，其主要病理改变有以下四点。

第一，阳盛则热。因热邪亢盛，且深陷血分，表现为灼热夜剧。

第二，阳盛则阴病。热邪深陷血分，耗伤阴血，脏腑筋脉失于濡养，出现脏腑筋脉的功能障碍。见脉沉细数、烦躁不寐、心中憺憺大动、神昏谵语、筋脉拘挛而瘈疭、舌蹇囊缩、头眩耳聋、齿枯颧红等。

第三，热盛动血。热邪迫血妄行，致发斑动血。

第四，热阻而气滞血瘀。热邪更加深陷入血，气机阻滞更甚，阳气不能达于四末，致灼热肢厥，脉沉而细数。热邪煎烁阴血而成瘀血，致舌质绛或深绛。瘀血阻滞血脉，致血不循经，加重出血发斑。

这四个方面的病理改变，皆因热邪深陷血分，耗血动血所致。由于病理改变的侧重不同，以及涉及脏腑不同，因而临床表现不同，但有其共有的特征。

2. 血分证的主要特征

身热夜剧、动血、舌绛无苔，脉沉细数。选择以上四点作为血分证的主要判断指征，说明如下。

第一，身热夜剧。热入血分，其热更甚，故身灼热无汗，肢厥。除热邪亢盛外，阴液耗损亦甚，故其热多呈弛张状态。

第二，舌绛无苔。舌绛，乃因热耗阴伤，且血行瘀滞所致。瘀滞愈重，则绛色愈深。阴亏不润，则舌干绛而敛，甚至舌蹇。无苔，乃因气分之邪已入血分。若尚有苔，乃气分之邪未尽。

第三，动血。出血程度可不等，或斑疹隐隐，或广泛出血发斑。由于

31

严重出血，可很快痉厥衰竭，乃至死亡。

第四，脉沉细数。热陷血分，郁闭更甚，脉乃沉。热郁于里而脉数，热耗阴伤而脉细。

除上述四点外，血分证尚有许多症状，尤以痉厥为多见。痉乃筋之病，凡邪阻、热灼、阴阳气血虚衰，皆可导致筋脉拘急而为痉。昏厥皆心气不能出入所致。经云："出入废则神机化灭。"凡浊气蒙蔽，邪阻心窍，或正气虚衰无力出入者，皆可致神明失司，或为狂躁，或为昏谵等症。痉厥虽为血分阶段常见之症，然非其独有，故不作为血分证的特异的判断指征。

温病热在气分，经适当治疗调养而邪退者，往往遗留肺胃津伤，当养阴生津。若热陷血分而后邪退者，往往形成真阴耗伤的虚证，当填补真阴。若阳气耗伤而亡阳者，亦当回阳救逆。

本书虽将温病传变分为气分与血分两个阶段，但不是截然区分的。温病里热燔灼，充斥三焦表里上下，轻者可邪灼气分；重者，热邪虽已然深传血分，但鲜有单纯血热而气无热者。血分证，是邪热较气分更盛，多是气血两燔，不可能血热与气热无涉，所以凉血必兼清气。

第五节　温病的治则

理论源于实践，高于实践，指导实践，温病理论亦然。本书上述各节，皆是对温病理论的探讨，其核心是阐明温病本质是郁热。病理改变是里热阴伤，各种温病、各个传变阶段皆然。基于上述观点，则温病治疗的主要原则可概括为清、透、滋三字。

本节先对历代温病学家所提出的温病治则进行讨论，然后再阐明笔者的观点。

一、各家温病治则的评价

历代温病学家虽多，但对温病的治疗从理论上加以概括，提出完整治疗体系者却不多。下面主要讨论叶天士、吴鞠通、喻嘉言、杨栗山等人的学说。其中叶天士所提出的卫气营血治则，已为学术界公认，具有纲领性的地位。

（一）叶氏温病治则

1. 在卫汗之可也

这个问题讨论起来比较复杂，在讨论前，先阐明笔者观点。

第一，卫分证不能作为一个独立的传变阶段存在。

第二，汗之可也，不是治则，更不是汗法，而是判断病情转归的一种客观方法——测汗法。

第三，测汗法具有广泛意义，对温病各个阶段皆适用。

下面依次讨论。

第一，卫分证不是一个独立的传变阶段。这个观点，已于本章第三四节中阐明。因温病开始即是郁热在里，不论新感伏邪都是如此。所谓的表证，都是里热郁遏阳气不得外达，或里热外淫所致，虽有表证，实无表邪，所以卫分证不能作为一个独立的传变阶段。皮之不存，毛将焉附。卫分证都不存在，那么"在卫汗之可也"这项所谓的卫分证治则，也就不存在了。

第二，汗之可也是测汗法。汗之可也，不是治则，更不是汗法，而是判断病情转归的一种客观方法——测汗法。

温病忌汗，这是许多温病学家一再告诫的一条法则。吴鞠通曰："温病忌汗，汗之不惟不解，反生他患。"于《温病条辨·汗论》中再次强调"温热病断不可发汗"。叶天士也否认"汗之可也"是汗法，他在《幼科要略》中说："夫风温、春温忌汗。"在《临证指南医案·风温》中又指责那些以汗法治疗温病的庸医说："温病忌汗，何遽忘也？"杨栗山斥以汗法治温病为大谬，为抱薪救火。《伤寒瘟疫条辨·发表为第一关节辨》曰："温病虽有表证，一发汗而内邪愈炽，轻者必重，重者必死。"

温病何以忌汗？邪在肌表，固当汗而解之。而温病的本质是郁热在里，虽有表证，实无表邪；且温热之邪本易伤阴，复又汗之，徒增阴伤，或损其阳，变证丛生，故当忌汗。正如吴鞠通所云："病自口鼻吸受而生，徒发其表，亦无益也。"

温病初起的所谓卫分阶段，因邪不在表而且忌汗，那么邪热深传而形成的气分证、血分证，则更不可用汗法，其理当不言而喻。

或辩之曰："叶氏明言肺主气，其合皮毛，故云在表，既然在表，法当汗之。"非也。此"表"，是指证候的归纳而言。温邪上受所引起的发热恶风寒等症，依其证候归纳分类而言，属表证范畴，但不是邪在肌表，所以不可发汗。

或辩之曰："温病忌汗，是忌辛温发汗，不忌辛凉发汗。"温病是因温邪所袭，辛温助热伤阴，固当忌之。至于辛凉发汗，姑不论辛凉之品作用，执汗法以治温病即谬，其表无邪，何言汗法。

既然温病忌汗，那么叶氏所说的"在卫汗之可也"又当如何理解呢？所谓汗之可也，并非汗法，乃指正汗而言。意即温病经过清透之后，只要正汗出来就可以了。对此，赵绍琴老师独具慧眼，曰："汗之绝非发汗之法，它不是方法，而是目的。"所谓目的，就是使正汗出来。所谓正汗，其标准有四：微微汗出；遍身皆见；持续汗出；随汗出而热减脉缓。四者相关，不可分割，此即正汗。而邪汗恰与之相对：无汗或大汗，而非微汗；头汗或手心有汗，而非遍体皆见；阵阵汗出，而非持续不断；汗出热不衰，脉尚躁，而非热减脉缓。

正汗的出现，必须具备两个条件，一是阳气的蒸化，二是阴精的敷布。此即《素问·阴阳别论》篇所云："阳加于阴谓之汗。"吴鞠通据经旨进一步阐明道："汗之为物，以阳气为运用，以阴精为材料。"阳施阴布，方可作汗。若阴阳不足，阳虚不能蒸化，阴虚作汗之资匮乏；或气机窒塞，阳气不能布，阴精不能敷，皆可致汗出异常。温病中由于邪阻气机，阴阳不能敷布；或热耗阴伤，无作汗之资，皆可无汗；或郁热蒸迫，津液外泄，而为邪汗。

欲求正汗，必须里热清，气机畅，阴精复，阳气得以宣发，阴精得以敷布，阴阳调和，方能阳蒸阴化而为汗。临床上见此正汗，即可推断已然阴阳调畅，里解表和矣。这就是据汗以推断病机转归的测汗法。所以，汗之可也，不是治则，更非汗法，而是测汗法。

测汗法不仅适用于卫分证，温病的各个传变阶段，包括温病后期的真阴耗伤，尽皆适用。当热结胃肠而灼热无汗，或仅手足溅然汗出，肢厥脉沉时，用承气汤逐其热结，往往可遍身溱溱汗出，脉起厥回。这是由于阳明热结一除，气机通畅，阳气得以宣发，津液得以敷布使然。据此汗，就可推断已然里解表和矣。当热陷营血而灼热无汗时，清营凉血养阴透邪后，亦可见正汗出。据此汗，可推断气机已畅，营血郁热已然透转。当阴液被耗而身热无汗时，养阴生津后，亦可见正汗出。据此汗，可知阴液已复。

正如张锡纯所云："人身之有汗，如天地之有雨。天地阴阳和而后雨，人身阴阳和而后汗。"又曰："发汗原无定法，当视其阴阳所虚之处而调补之，或因其病机而利导之，皆能出汗，非必发汗之药始能汗也。""白虎汤与白虎加人参汤，皆非解表之药，而用之得当，虽在下后，犹可须臾得汗。不但此也，即承气汤，亦可为汗解之药，亦视乎用之何如耳。""寒温之证，原忌用黏腻滋阴，而用之以为发汗之助，则转能逐邪外出，是药在人用耳。"这就是"调剂阴阳，听其自汗，非强发其汗也。"近贤金寿山亦曰："大多数温病，须由汗而解……在气分时，清气分之热亦能汗解。里气通，大便得下，亦常能汗出而解。甚至在营分、血分时，投以清营凉血之药，亦能通身大汗而解。"

假如辛凉清透之剂，还因辛能散而涉发汗之嫌，那么大承气汤、清营汤、犀角地黄汤、加减复脉汤等，则绝无发汗的作用，但服后转能汗出，这正是邪退正复，阴阳调和，里解表和的结果。反过来，据此正汗，即可推断病机转归。正如章虚谷所说："测汗者，测之以审津液之存亡，气机之通塞也。"

测汗法，由叶天士始明确提出，首载于《吴医汇讲·温热论治篇》："救阴不在补血，而在养津与测汗。"王孟英未解测汗之奥义，于《温热经纬》中改为："救阴不在血，而在津与汗。"将测字删除。后世沿袭王氏所改，致使测汗这一重要学术思想几被湮没，亦使原文"晦涩难明"。

测汗法实源于《伤寒论》。仲景于桂枝汤将息法中云："遍身漐漐，微似有汗者益佳，不可令如水流漓，病必不除。若一服汗出病差，停后服，不必尽剂。若不汗，更服依前法；又不汗，后服小促其间，半日许令三服尽。若病重者，一日一夜服。若汗不出，乃服至二三剂。"在这短短的将息法中，仲景首先提出了正汗的标准：遍身漐漐，微似有汗。前面所说的正汗标准，即据此而来。另外，仲景还提出了测汗法。试观将息法中，五次提出汗的问题。仲景反复叮嘱，不厌其详地强调再三，何也？就是强调测汗的重要意义。病情是否向愈？是停服还是继续服用桂枝汤？都是依据汗出与否来判断。此即据汗以测病情转归的测汗法。据以测病之汗，当然是"遍身漐漐，微似有汗"的正汗。

桂枝汤证本已有自汗，何以仲景复又孜孜以求其汗？概太阳中风之自汗，是由于"阴弱者，汗自出"，乃营卫不和，阴阳不调之邪汗。而服桂枝汤后所出之汗，乃正汗。见此正汗，则可推断营卫已和，太阳表邪已解矣，此即测汗法。这就是中医外感热病的疗效标准。

由上述可知，汗之可也，绝非汗法，亦非治则，而是判断病情转归的一项客观标准，意即"使正汗出来就可以了"的意思。测汗法适用于温病各个阶段，非特指所谓的卫分阶段。

2. 到气才可清气

本标题中，将讨论四个问题，一是到气的标准是什么，二是如何清气，三是清气法的应用范围，四是清气法的禁忌。

第一，到气的标准问题。到气的标准，亦即气分证的标准。传统观点认为：但热不寒、反恶热，口渴，舌红苔黄，脉洪大或沉实，是气分证的特征。

温病但热不寒者，固属气分；若虽热且兼恶风寒者，亦属气分。本书已反复论述温病的本质是郁热，而恶风寒只是里热郁遏气机、阳气不得外达的一个表现。里热为本，恶寒为标。温病初起，不论温邪首先犯肺，还是直趋中道，都是郁热在里，卫分证根本不是一个独立的传变阶段。所以，但热不寒者属气分，发热而兼有恶寒者亦属气分。因此，温病一开始，即使有表证，亦当清气分，不存在到气与没到气的问题。

临床上是否如上所论呢？试观叶天士《临证指南医案·风温》部分，共计10案，其中阴虚3例，其余7例，皆用清气药，如石膏、栀子等。或曰，叶氏所治，非温病初起，多属迁延或误治之病例。抑或如此，姑且不论，但其中有一例，确兼恶寒之表证，依然使用清气药。兹抄录于下：

郭，风温入肺，气不肯降，形寒内热，胸痞，皆胶郁之象。辛凉佐以微苦，手太阴主治。黑山栀，香豉，杏仁，桑叶，瓜蒌皮，郁金。

此案虽寥寥数语，但说明了许多重要的原则问题。

"形寒"这肯定是风温初起的表证，亦即卫分证阶段。

"内热"，指明了该病的本质。既然本质是内热，则形寒一症形成的机理，就不是因风寒客于肌表，而是内热郁遏，阳不外达，致外失阳之温煦而恶寒。内热为本，恶寒只是内热的一个标象。

"风温入肺"，指明了该病的病因为风温阳邪，病位在肺。

"胶郁之象"与"气不肯降"，道明了该病的病机，是由于温邪犯肺，肺气胶郁，卫气不得宣发，蕴蓄肺中，则"气有余便是火"。既受温邪所伤，又有卫阳蕴蓄，故而为热，于是形成了郁热在里的病证。

"辛凉佐以微苦"，提出了治则。辛以开郁，疏达气机，透热外达；凉以清热，苦以降火。

方中的栀子豉汤，《伤寒论》中用于热郁上焦，见虚烦不得眠，剧则反复颠倒，心中懊恼，烦热胸中窒者。这本是典型辛开苦降、清宣气分热郁的方子。而风温初起者，叶氏亦屡用之，可见风温初起即应清气，根本没有到气不到气的问题。叶氏于本案所扼要论述的观点，与本书前面各节所阐述的观点是吻合的。

第二，如何清气。气分证尽管范围很广，表现繁多，但共同的病机都是热郁气分。

有热，即当寒凉清解，如金银花、连翘、栀子、黄芩、石膏、知母等，温病初起即当随证选用。因温病初起热邪即在气分，就无所谓到气不到气。

此热，乃属郁热，所以除用寒凉清解之外，尚须使郁伏于里之热邪能透达于外而解。令热邪外达的出路，无非是或汗，或吐，或下。主要的出路为从肌表而解或从下而泄两种。为使热邪能够透达，必须展布气机，疏通邪热外达之路。而展布气机的方法，当视其气机被阻遏的原因，祛其壅塞，气机方能展布，热邪方能透达。透邪问题，待后详述。

第三，清气法的应用范围。叶氏于《温热论》中，对清气法的使用范围，做了明确规定，并提出了上限与下限。

上限，即"到气才可清气"。仿佛在卫尚不可用清气药，只有到气后方可清气。这个上限是不存在的，理由已如上述。

下限，就是热邪入营"即撤去气药"。所谓气药，显然不是指行气、破气、补气、升气等药，而是指清气药物。清气药物，诸如凉性药，以及辛寒、甘寒、苦寒、咸寒药等。是否入营后这些气药一律撤去呢？非也。

温病皆属里热，虽可有气分、血分之分，但始终以热在气分为重心，由于气热亢极方陷入血分。不可能热邪下陷入营血，气热就没有了，所有清透气分热邪的药物就当统统撤去了，这是不可能的。清营凉血的同时，仍要清气，清气是治疗温病的中心环节。试观化斑汤、清瘟败毒饮等，已然出血发斑，呈现典型的血分证，仍然有许多清解气分的药物，甚至"三宝"中的黄芩、黄连、栀子、石膏、滑石等这些清气药物，照样没撤。

或曰，此为气血两燔，或气营两燔。实则热极亢盛，燔灼三焦，充斥表里上下内外，不能截然划分，把气药统统撤掉，这是不合临床实际的。而且，血热也是由气热深陷而成的，气热清，不再继续向血分深陷，血热亦易清，何能把气药都撤掉？

或曰，叶氏所指的气药，是指行气、破气药物。行气、破气药物多燥，对血热证不宜，但也不是都撤。因不论气分证、血分证，本质都是郁热，造成郁热的根本原因是气机不畅。那么，在清热的同时，选一些燥性小的行气药，使气机畅达，郁热得以透发，实属必要。升降散中用姜黄，中医"三宝"中用郁金、麝香，甚至沉香、木香、冰片等，皆属气药，并

平脉辨证温病求索（第二版）

未撤去。这类药物不仅不能撤，还必须使用。所以清气的下限——即撤去气药，未必妥当。

第四，清气法的注意事项。温病本质是里热盛，固当以寒凉之品清之，但寒凉亦当适度。病重药轻，无异于养痈遗患，但亦不可过于寒凉。往往有医者求胜心切，以寒凉重剂，期速清其热，截断传变，扭转病势；或以温病病原是细菌、病毒，套用西医理论，滥用黄芩、黄连、金银花、连翘、板蓝根等有抑菌抗病毒作用的药物，致使气机冰伏，郁热不得外达，转向内攻深陷。所以瞿文楼曰："温虽热疾，切不可简单专事寒凉。"章虚谷亦告诫曰："始初解表，用辛不宜太凉，恐遏其邪，反从内走也。"

3. 入营犹可透热转气

入营的指征，叶氏云："舌色必绛。"及"心神不定，夜甚无寐，或斑点隐隐。"

营分证实质仍属郁热，其热邪及郁闭程度较气分更甚。热陷营分的因素主要有二：一是营阴素亏，热邪乃陷；二是邪气壅遏，气机闭塞，逼热内陷。导致气机闭塞的邪气，包括痰湿、食积、瘀血、热结等。因而透热转气之法，务在祛其壅塞，展布气机，使营热得以透转气分而解。赵绍琴老师曰："只要排除气营之间的障碍，如痰热、湿浊、瘀血、食滞、腑气不通等所致之气机不畅，就可以达到营热顺利地转出气分而解的目的。"

具体的透转方法，当依其壅塞之邪不同而异。如："从风热陷入者，用犀角，竹叶之属；如从湿热陷入者，犀角花露之品，参入凉血清热方中。"竹叶清风热而宣郁；花露芳香化浊开郁而清透；犀角味虽咸寒，然其气清香，清灵透发，寒而不遏，毒盛不能透发者用之尤宜。

故《吴医汇讲·论犀角升麻》篇曰："犀角乃清透之品。""舌绛而中兼黄白者"，为热已传营，而气分之邪未尽，泄卫透营，疏瀹外达之路。"中夹秽浊之气，急加芳香逐之。"舌"纯绛鲜泽者"，为邪入心包，用菖蒲、郁金豁痰开窍，犀角、连翘清心透热散结。瘀热相搏者，用琥珀、丹参、桃仁、牡丹皮等，活血散瘀通络。凡此诸法，皆具透热转气之功，非必囿于连翘、竹叶等品。

邪在上焦，易"逆传心包"。胸膈乃心肺所居，肺主气属卫，心主血属营。邪在上焦，卫气营血四个传变阶段皆可见，此时尤以宣畅胸膈气机为要。气机畅，则热可外达；气机窒塞，外达之路阻闭，则转而邪热内攻，逼乱神明，邪陷心包，出现营血见证。观《临证指南医案·风温》诸案方中，叶氏恒加栀子豉汤以宣泄胸膈郁热，此举对防止逼热逆传心包，当有积极意义，亦有"先安未受邪之地"的意思。

若已现神昏，王孟英指出："凡视温证，必察胸脘，如拒按者，必先开泄。""虽舌绛神昏，但胸下拒按，即不可率投凉润，必参以辛开之品，始有效也。"柳宝诒曰："凡遇此等重症，第一是先为热邪寻出路。"如枳实、黄芩、黄连、半夏、菖蒲、郁金、连翘、犀角，以及牛黄丸、至宝丹等，皆是开其窒塞，为邪寻出路之意。

4. 入血，直须凉血散血

血分证，是在营分证的基础上，热陷更深。主要的病变为耗血、动血。以耗血为主者，则肝肾阴伤较著；以动血为主者，以血热迫血妄行及血瘀为著。

血分证的动血，一个因素是热邪迫血妄行，故宜清之；另一个因素是瘀血阻滞血脉，血不循经而出血，故当散之。瘀血的产生，是由于热邪煎熬阴血，血稠浊而行迟，致为瘀血。散血，除活血化瘀的意思之外，尚有散血中伏火，透邪外达之功，如赤芍、牡丹皮等。

5. 对叶氏卫气营血治则评价

卫分证，只是里热的一个标象，不能作为一个独立的传变阶段。而叶氏提出的"汗之可也"，既不是治法，也不是治则。若把"汗之可也"作为卫分证的治则，与清气、透营转气、凉血散血相并列，这是不妥的。卫分证都不能作为一个独立的传变阶段，哪里还会有此阶段的治则呢？所以，汗之可也既不是治则，也不是治法，而是判断病情转归的测汗法。测汗法不仅适用于温病初起的所谓卫分证，亦广泛适用于温病各个传变阶段。

假如给所谓的卫分证定一个治则，应该是"在卫法宜辛凉清透"。汗之可也，只是辛凉清透的结果。

辛凉清透法，也不仅限于卫分证，气分、营分、血分亦当伍以辛凉清透。虽气分、营分、血分，热已炽盛，仅辛凉法，则杯水车薪，难当重任；但毕竟皆属郁热，有郁热就当清透，使邪热外达。辛凉法，辛以开郁透邪，此法当贯彻于温病治疗的始终。这个原则，在杨栗山治温病15方中，得到了充分体现。

"到气才可清气"，及入营"即撤去气药"，说得过于机械。温病传变的中心环节是气热，温病初起即属气分，即当清气。入营血，亦因气热亢盛所致，凉血同时仍应清气热，而不是撤气药。只要有热邪存在，都应清气，没有什么上限与下限问题。

"入营犹可透热转气"问题。因温病本质是郁热，欲使郁伏之热外达，必须透。不仅营分证须透，卫分证、气分证、血分证皆须透。所以，透法亦非营分证所专有的治则。至于血分证之凉血散血，因营血无严格区分，凉营即凉血，营分证亦须散血，血分证亦须透热，营血治则应合看，不应割裂另立。

治疗大法是《温热论》核心内容，但并不严密完整。毕竟该文是在游湖途中的口述记录，既未整理，又未经叶氏审阅，难免有一定随意性及记录不够完整、准确的疑窦。或许是门人故意要显示叶氏的博学多才、立马千言、出口成章、飘逸洒脱的风度，亦未可知。总之，作为"经典"，有点过誉，难与《伤寒论》并驾齐驱，多有可商之处。

（二）吴氏三焦治则

吴氏治分三焦。于《温病条辨·卷四·治病法论》曰："治上焦如羽（非轻不举），治中焦如衡（非平不安），治下焦如权（非重不沉）。"轻、平、重的含义，一指药的性味，二指药量，三指煎法。

性味：气为阳，味为阴。阳者升浮，阴者沉降。上焦如羽之轻，药当选气胜者，以达病所。中焦如衡之平，药当选气味相平者，以安中焦。下焦如权之重，药当选味胜者，直趋于下。

药量：轻清升浮为阳，重浊沉降为阴。轻重指药之质地而言，亦指药量。吴氏于银翘散服法中曰："肺位最高，药过重则过病所。"上焦位高，药宜轻；下焦位卑，药当重。

煎法：气胜者易升散，勿过煮，过煮则气散味存而入中焦矣。故吴氏于银翘散煎法曰："香气大出，即取服，勿过煮。肺药取轻清，过煮则味厚而入中焦矣。"

吴氏三焦治则，一是过于笼统，针对性不强；二是有相当大的局限性，缺乏普遍意义。如上焦乃心肺所居，卫气营血四个阶段病变皆有。温邪犯肺之初起阶段，可取轻清升浮之药；若逆传心包，病位亦在上焦，牛黄丸中金石之药亦用，非必轻浮。

即使病位在肺，倘热邪亢盛者，石膏、知母、黄芩、栀子等药照样使用，非必轻浮，所以说局限性很大。仅凭"轻、平、重"，只能作为选药之参考，尚不足以作为一个完整而严密的治疗体系。所以，从严格意义上来讲，吴鞠通没能提出温病治则体系。

吴氏认为，温病治分三焦，"不致临证混淆，有治上犯中、治中犯下之弊。"温病本质是里热，里热不可能局限某一处，而他焦毫无干系，不过有所侧重而已。柳宝诒就批评说："试观温邪初发者，其果悉见上焦肺经之见证乎？即或见上焦之证，其果中下焦能丝毫无病乎？"吴氏把治上勿犯中下，当成一条戒律，不仅失之胶柱，亦反映对温病本质缺乏足够认识。

（三）喻嘉言的温病治则

喻氏曰："邪既入，急以逐秽为第一要义，上焦如雾，升而逐之，兼以解毒，中焦如沤，疏而逐之，兼以解毒，下焦如渎，决而逐之，兼以解毒。"切中肯綮，要言不烦。

喻氏提出的治则，具有普遍意义，概括起来，就是清透二字。"以逐秽为第一要义"，即是清透热毒，三焦病变皆当解毒。升、逐、疏，意在畅通邪热外出之路，使郁伏于里之邪热，得以透达于外而解，此即透。各种温病，各个传变阶段，只要有热邪存在，就当清透。

清透的法则，为许多有识的温病学家所认同。杨栗山云："温病非泻即清，非清即泻，原无多方，视其轻重缓急而救之。"所谓清，即"热者寒之"之谓；所谓泻，非专指下法，乃是使热邪透泄于外而解之意。所以，概括起来，也不外清透二字。

陆九芝谓："温病热自内燔，其最重者，只有阳明经腑两证。经证用白虎汤，腑证用承气汤。有此两法，无不可治之温病矣。"陆氏提出白虎与承气两法，而不是两方，确有代表意义。白虎乃辛凉重剂，本为达热出表而设，凉以清热，辛以透邪，未脱清透二字。承气法乃苦辛通降，辛以开郁透邪，苦寒清热降泄，亦未脱清透二字。

周扬俊《温热暑疫全书》云："黄芩汤，治温本药也。"柳宝诒云："治温病之法，愚意不若用黄芩汤加豆豉、元参，为至当不易之法。"柳氏亦强调以黄芩汤为代表的法，而不是囿于一方。黄芩汤苦寒清热，豆豉辛以开郁，亦未脱清透二字。柳氏于清透二法之外，又加玄参咸寒育阴，芍药甘草酸甘化阴，合之则为清、透、滋三法。

近贤金寿山云："全部《温热论》精神，一方面是清透外邪……另一方面就是扶正存津。"对温热之邪强调透解，很有见地。

诸家之说，诚英雄所见略同，皆以祛邪为首务，法当清透，阴虚者加养阴生津之品。清、透、滋，乃治温不易之法。

二、本书所倡温病治则

在继承前人的基础上，结合笔者实践体验，本书提出温病治则的三字诀：清、透、滋。

（一）清

温病的本质是郁热。既有热邪，故当清之。此即："热者寒之。"

温病之热邪，有轻重程度之不同，有所在病位之别，有兼夹邪气之殊，有正气强弱之异，因而在清热时，还要全面权衡。

1. 寒凉适度

有热邪，则寒凉乃必用之品。但由于热邪程度不同，所以用寒凉清解之时，既要防止病重药轻；又要防止孟浪，过于寒凉，冰伏气机。

2. 治分气血

温病热邪，无非在气在血之别，故治当分气血。

清气是治疗温病的中心环节。邪热外淫内陷，皆气热燔灼充斥使然。里热清，而表证自解；气热清，而邪不内陷。故陆九芝称"阳明为成温之渊薮"。

清气当选能入气分而清解气热之品，如辛寒、苦寒、甘寒以及咸寒。若虑苦寒化燥伤阴，可以甘寒监之。

气热炽盛，内陷血分，则当选入血分而能清解血热之品，如甘寒、咸寒、酸寒之品，既能清热凉血，又具养阴生津之功。但清血热时，亦必伍以清气热之品。气热盛，热方淫于血分。作为理论讲述，可将气血分开，但临床实际，没有气无热而单纯血热者，故凉血必伍以清气。

（二）透

温病的本质是郁热，只要有热邪存在，从始至终都要透。透邪的原则为：祛其壅塞，展布气机。气机畅达，邪热外出的道路通畅，郁伏于里之热方能透达。所以，在寒凉清解热邪的同时，必须伍以畅达气机之品。欲使气机畅达，又必须分辨气机窒塞之因。

本书第一节中已阐明，引起火郁的原因非常广泛，外感六淫、内伤七情、气血痰食、正气虚馁皆可令气机窒塞。但此处是讲温病，温病中令气机窒塞者，主要有热邪、痰湿、瘀血、热结、食积以及新寒外束等。欲使气机畅达，必须将阻滞气机之邪气祛除。

所以在清解时，要视其兼邪，或伍以化湿，或伍以化瘀，或伍以消导，或伍以通下，或伍以表散等。壅塞除，气自展布，热自透达而解。

郁热外达的标志有六。

1. 汗

正汗的出现，标志已然里解表和矣。

2. 脉

郁热脉当沉而躁数。沉乃气机郁滞，气血不得外达以鼓荡充盈血脉所致。气机展布，气血得以外达，则脉由沉伏转见中位或浮位，脉体亦可由细迟短涩转见洪大滑数。

3. 舌

舌由绛紫而暗，转为红活；由无苔转为舌苔渐布。

4. 神

由昏谵或狂躁，转为神志清晰。

5. 色

面色由红而暗滞，转为红活润泽。

6. 症

由肢厥转为四肢渐暖。至于身热，可较前显露，不足为讶。

六者之中，以汗与脉的转变为主要标志。

（三）滋

温病最易伤津耗液。温病的治疗核心，在于保存阴液，故曰："留得一分津液，便有一分生机。"

滋阴是温病治疗的一大法门，轻者肺胃津伤，多取甘寒之品以清热生津；重者，肝肾真阴耗伤，多取甘寒、咸寒、酸甘，甚至血肉有情之品以滋补真阴。阴竭阳越者，还要伍以酸敛潜镇之品，以防阳脱。

温病因邪盛正气不支，或汗、吐、下、失血，正气迅速耗散，转致阳气衰亡者，亦屡见不鲜，当断然予以回阳，不可拘泥踌躇，要在辨证施治。

清、透、滋三字诀的提出是根据温病是郁热这一本质以及热易伤阴这一基本病理改变。不论何种温病，哪个传变阶段，清、透、滋三法尽皆适用。

第六节 温病的治疗

一、升降散

对温病的治疗，历代创立了许多有效方药，极大地丰富了中医学宝库。在诸多方药中，本书首推杨栗山之升降散。杨氏以升降散为治温总方，其余14方，皆升降散之加减。对杨氏治温15方，蒲辅周先生甚为赏识，于《蒲辅周医疗经验》中悉予转录。

赵绍琴老师对升降散倍加赞誉，加减灵活，应用极广。我受老师影响，应用升降散也颇多，疗效确切。余用升降散，主要掌握郁热这一关键，凡有郁热者，不论外感内伤，内外儿妇各科皆用之，并不囿于温病一端。

（一）升降散组成、主治

龚廷贤《万病回春·瘟疫门》有"内府仙方"一首："僵蚕二两，姜黄、蝉蜕各二钱半，大黄四两，姜汁打糊为丸，重一钱一枚。治肿项大头病、虾蟆病。大人服一丸，小儿减半，蜜水调服，立愈。"杨栗山于《伤寒瘟疫条辨》云："是方不知始自何氏，二分晰义，改分量服法，名为赔赈散，予更其名曰升降散。""炼蜜丸又名太极丸。"改后之升降散为：白僵蚕（酒炒）二钱，全蝉蜕（去土）一钱，广姜黄（去皮）三钱，川大黄（生）四钱。合研匀。病轻者分四次服，最重者分二次服。黄酒两盅，蜜一两，调匀冷服。杨氏将其列为治温15方之总方。主治病症计有："表里三焦大热，其证不可名状者，此方主之。如头痛眩晕，胸膈胀闷，心腹疼痛，呕哕吐食者；如内烧作渴，上吐下泻，身不发热者；如憎寒壮热，一身骨节酸痛，饮水无度者；如四肢厥冷，身凉如冰，而气喷如火，烦躁不宁者；如身热如火，烦渴引饮，头面浮肿，其大如斗者；如咽喉肿痛，痰涎涌盛，滴水不能下咽者；如遍身红肿发块如瘤者；如斑疹杂出，有似丹毒风疮者；如胸高胁起胀痛，呕如血汁者；如血从口鼻出或目出，或牙缝出、毛孔出者；如血从大便出甚如烂瓜肉、屋漏水者；如小便涩淋如血滴点作疼不可忍者；如小便不通，大便火泻无度，腹痛肠鸣如雷者；如便清泻白，足重难移者；如肉瞤筋惕者；如舌卷囊缩，或舌出寸许，绞扰不住，音声不出者；如谵语狂乱，不省人事，如醉如痴者；如头痛如破，腰痛如折，满面红肿，目不能开者；如热盛神昏，形如醉人，哭笑无常，目不能开者；如手舞足蹈，见神见鬼，似疯癫狂祟者；如误服发汗之药变为亡阳之证而发狂叫跳，或昏不识人者。外证不同，受邪则一。凡未曾服过他药者，无论十日、半月、一月，但服此散，无不辄效也。"

升降散所治计 70 余症，包括了叶氏所说的卫气营血各个传变阶段的病变。以其受邪则一，故皆予升降散治之。

（二）用僵蚕、蝉蜕的意义

升降散以僵蚕为君，辛咸性平，气味俱薄，轻浮而升，善能升清散火，祛风除湿，清热解郁，为阳中之阳。蝉蜕为臣，甘咸性寒，升浮宣透，可清热解表，宣毒透达，为阳中之阳。二药皆升而不霸，无助热化燥、逼汗伤阴之弊。

温病的本质是郁热。"火郁发之"，务使郁伏于里之热邪透达于外而解，这就是治温病三字诀中的"透"。僵蚕、蝉蜕，二药皆升浮宣透，故可透达郁热。温病初起之表证，皆是热郁阳遏不达所致，故温病初起，僵蚕、蝉蜕即可用之。

若热邪深陷气分乃至血分，其热邪闭郁的程度更重，虽已无表证，亦当透达郁热。僵蚕、蝉蜕，功在疏透郁热，非为表证之专设，故杨氏治温十五方中皆用之，充分体现了透邪外达贯穿于温病治疗的始终这一学术见解。

张锡纯为近代温病名家，以善用白虎著称。其治温病共列九方，除治温病阴伤之滋阴清燥汤、滋阴固下汤二方外，其余七方，皆用蝉蜕，也体现了透邪外达的原则。张氏于《医学衷中参西录》中，并未提及《伤寒瘟疫条辨》，或未见此书，然其见解，与杨氏如出一辙。张氏除用蝉蜕透散之外，更随症加用薄荷、连翘等，助其透散之力。

（三）用姜黄的意义

温病本质是郁热。热邪何以被郁？关键在于气机郁滞，郁热外出之路不畅。欲使郁热得以透达于外而解，必须展布气机。姜黄气辛味苦性寒，善能行气活血解郁。气机畅达，热乃透发。

杨氏十五方中，计有升降散、增损双解散，加味凉膈散、增损大柴胡汤四方用姜黄，其余各方未用。温病本质是郁热，毫无疑问，都存在不同程度的气滞，基于此，姜黄皆可用之，不必删去。

（四）用大黄的意义

大黄苦寒降泄，清热泻火，通腑逐瘀，擅降浊阴，推陈致新。温病乃里有郁热，故用大黄以清热泻火，使里热下趋而解。

僵蚕、蝉蜕透热；姜黄行气血而调畅气机，以利热邪外达；大黄降泄，使热下趋。四药性味虽然各异，但都是集中解决郁热这一主要矛盾。郁热是各种温病、各个传变阶段的共同本质，所以升降散为治温之总方。

1. 温病表证阶段用大黄问题

温病初起，表证未解，何以遽用大黄？不虑其引邪入里乎？答曰：温病初起之表证，实乃里之郁热使然，与伤寒邪客肌表不同，虽有表证，实无表邪。只有里热清，表证始解。其邪本不在表而在里，也就不存在什么引邪入里的问题。

或问：到气才可清气，何以初起即用气分药？曰：大黄为治阳明热结之要药，毫无疑问，应属气分药。但温病初起并不忌用，恰恰说明温病初起就是郁热在里，而且是以气分热盛为主要病变。卫分证只不过是个里热之标象而已，不存在什么卫分阶段，也就不存在清气法的上限问题。所以，初起即用大黄清泄其在里之热。叶氏治风温，屡用栀子豉汤，亦不拘于自己所说的上限，而是全力清透里热。

2. 邪犯上焦用大黄问题

吴氏三焦治则，强调治上勿犯中下，何以温病初起邪犯上焦即用大黄？曰：吴氏三焦治则，貌似法度森严，实则胶柱刻板，脱离实际。里热炽盛，燔灼三焦，充斥内外，何以局限于上焦，而中下二焦毫无干系？温病始终以热郁气分为主要病变环节，故有的医家强调，阳明为成温之渊薮，主以白虎、承气二法，正是此理，何以能画地为牢，把治上勿犯中下当成戒律。

总缘于对温病之郁热在里这一本质认识不真、不切，不敢始即率尔撤其里热，故而层层设防，步步退却，仍未脱却先表后里之禁锢，唯恐引邪深陷。还是杨栗山认识得透彻，曰："伤寒以发表为先，温病以清里为主，此一着最为紧要关隘。"若固于"先解其表，乃攻其里，此大谬也"。热与糟粕相结，"开导其里热，里热除而表证自解矣。"何其透彻，快哉！

3. 温病下利用大黄问题

大黄为治疗热结阳明之主药。有燥屎而大便硬，或热结旁流，大黄为必用之品。若温病尚无热结，或伴有下利，升降散中之大黄还用否？曰：仍当用之。大黄非专为燥屎而设，有以泄热而用者，有以解毒而用者，有以祛瘀逐痰而用者，有以疏泄结气而用者。

杨栗山于《伤寒瘟疫条辨·卷三·大便自利》项下云："若温病怫热内盛，发热烦渴，小便色赤，大便自利，升降散主之。""内热甚而利不止，燥闷狂乱者，增损三黄石膏汤加酒大黄，腹满痛更加之。"

温病下利，乃里热下迫所致。其利，色当深褐，味当臭秽，或如酱，或如藕泥，或脓血杂下，或如烂肉，可日下数行、数十行，乃至百余行。撤其里热，下利自止，非必下证悉具方下之。故有"温病下不嫌早"之说。因温病之本质为郁热在里，总以给热以出路为先。大黄下之，使热下趋，正是给热以出路，何患早乎。至于大黄用量，可据症情而斟酌，总以热邪下泄之路通畅为宜。

（五）升降散加减

温病由于郁热程度、兼夹邪气、邪袭病位、正气强弱等诸多不同，因而应用升降散时，尚须依据具体情况，灵活加减。

因湿遏热郁者，加茵陈、滑石、佩兰、菖蒲等；温邪袭肺者，加豆豉、栀子、连翘、薄荷、牛蒡子等；情志怫逆致热郁者，加玫瑰花、代代花、绿萼梅、川楝子等；瘀血致郁者，加赤芍、牡丹皮、桃仁、红花、紫草等；痰浊蕴阻而热郁者，加瓜蒌、川贝、黛蛤散、杏仁、竹沥等；食积中阻热郁者，加三仙、鸡内金、炒枳壳、焦槟榔等；阳明腑实热瘀者，加芒硝、枳实等；郁热重者，加石膏、知母、黄芩等；热郁津伤者，加芦根、天花粉、石斛等；气血两燔者，加石膏、知母、黄芩、水牛角、生地黄、牡丹皮、赤芍等；热郁兼气虚者，加西洋参、生黄芪、山药等；肝经郁热上扰者，加桑叶、菊花、苦丁茶、龙胆草、栀子、石决明等。总之，加减颇多，应用甚广。

（六）新加升降散

余用升降散，恒加豆豉 10g、栀子 7g、连翘 15g、薄荷 4g，助其清透之力，名之曰新加升降散。

（1）加栀子、豆豉，乃受叶天士治风温诸案之启发。上焦心肺所居，包括卫气营血各个传变阶段。上焦气机畅达，则郁伏之热可透达于外而解；若气机窒塞，则逼热入营，出现逆传心包。所以，解决好气分郁热至为关键。栀子豉汤，辛开苦降，为宣泄胸膈郁热之主方。虚烦不得眠，反复颠倒，已露热淫心营之端倪；胸中窒，乃气机窒塞不通。此时若不辛以开郁，宣畅气机，必逼热入营，出现神昏谵语或狂躁。所以升降散加栀子豉汤，增其宣泄郁热之力。

（2）用连翘者，受张锡纯之启发。张氏称连翘"升浮宣散，流通气血，治十二经血凝气聚""治外感风热，用至一两必能出汗，且发汗之力甚柔和，又甚绵长"张氏曾治一少年风温初得，俾单用连翘一两煎汤服，彻夜微汗，翌晨病若失。余取其清热解毒，入心经且散热结，升浮宣散，透热外达。

（3）少加薄荷者，取其辛凉宣散，辛以解郁，疏风热而外达。

凡郁热者，不论外感内伤、内外儿妇各科，余皆以此方化裁，颇觉得心应手。

二、杨氏治温其余方

杨栗山治温十五方，曰："轻则清之，神解散、清化汤、芳香饮、大小清凉散、大小复苏饮、增损三黄石膏汤八方；重则泻之，增损大柴胡汤、增损双解散、加味凉膈散、加味六一顺气汤、增损普济消毒饮、解毒承气汤六方；而升降散其总方也，轻重皆可酌用之。"兹将其余各方抄录于下。

1. 增损大柴胡汤

温病热郁腠理，以辛凉解散，不至入里而成可攻之证，此方主之，乃内外双解之剂也。

50

柴胡四钱，薄荷二钱，陈皮一钱，黄芩二钱，黄连一钱，黄柏一钱，栀子一钱，白芍一钱，枳实一钱，大黄二钱，广姜黄七分，白僵蚕（酒炒）三钱，金蝉蜕十个。

呕加生姜二钱，水煎去渣，入冷黄酒一两，蜜五钱，和匀冷服。

2. 增损双解散

温病主方。

白僵蚕（酒炒）三钱，蝉蜕（全）十二枚，广姜黄七分，防风一钱，薄荷叶一钱，荆芥穗一钱，白芍一钱，连翘（去心）一钱，当归一钱，黄连一钱，栀子一钱，黄芩二钱，桔梗二钱，石膏六钱，滑石三钱，甘草一钱，大黄（酒浸）二钱，芒硝二钱。

水煎去渣，冲芒硝入蜜三匙，黄酒半酒杯，和匀冷服。

3. 加味凉膈散

温病主方。

白僵蚕（酒炒）二钱，蝉蜕（全）十二枚，广姜黄七分，黄连二钱，黄芩二钱，栀子二钱，连翘（去心）三钱，薄荷三钱，大黄三钱，芒硝三钱，甘草一钱，竹叶三十片。

水煎去渣，冲芒硝，入蜜酒冷服。若欲下之，加量硝黄。胸中热，加麦冬。心下痞，加枳实。呕渴，加石膏。小便赤数，加枳实、厚朴。

4. 增损三黄石膏汤

温病主方。表里三焦大热，五心烦热，两目如火，鼻干面赤，舌黄唇焦，身如涂朱，燥渴引饮，神昏谵语，服之皆愈。

石膏八钱，白僵蚕（酒炒）三钱，蝉蜕十个，薄荷二钱，豆豉三钱，黄连二钱，黄柏（盐水微炒）二钱，黄芩二钱，栀子二钱，知母二钱。

水煎去渣，入米酒蜜冷服。腹胀疼或燥结，加大黄。

5. 神解散

温病初觉憎寒体重，壮热头痛，四肢无力，遍身酸痛，口苦咽干，胸腹满闷者，此方主之。

白僵蚕（酒炒）一钱，蝉蜕五个，神曲三钱，金银花二钱，生地黄二钱，木通一钱，车前子（炒研）一钱，黄芩（酒炒）一钱，黄连一钱，黄柏（盐水炒）一钱，桔梗一钱。

水煎去渣，入冷黄酒半小杯，蜜三匙，和匀冷服。

6. 清化汤

温病壮热憎寒，体重舌燥口干，上气喘吸，咽喉不利，头面浮肿，目不能开者，此方主之。

白僵蚕（酒炒）三钱，蝉蜕十个，金银花二钱，泽兰叶二钱，广皮八分，黄芩二钱，黄连一钱，栀子（炒）一钱，连翘（去心）一钱，龙胆草（酒炒）一钱，元参一钱，桔梗一钱，白附子（炮）五分，甘草五分。

大便实加酒大黄四钱。咽痛加牛蒡子（炒研）一钱。头面不肿去白附子。水煎去渣，入蜜酒冷服。

7. 大清凉散

温病表里三焦大热，胸满胁痛，耳聋目赤，口鼻出血，唇干舌燥，口苦自汗，咽喉肿痛，谵语狂乱者，此方主之。

白僵蚕（酒炒）三钱，蝉蜕（全）十二枚，全蝎（去毒）三个，当归二钱，生地黄（酒炒）二钱，金银花二钱，泽兰二钱，泽泻一钱，木通一钱，车前子（炒研）一钱，黄连（姜汁炒）一钱，黄芩一钱，栀子（炒黑）一钱，五味子一钱，麦冬（去心）一钱，龙胆草（酒炒）一钱，丹皮一钱，知母一钱，甘草（生）五分。

水煎去渣，入蜂蜜三匙，冷米酒半小杯，童便半小杯，和匀冷服。

8. 小清凉饮

温病壮热烦躁，头沉面赤，咽喉不利，或唇口颊腮肿者，此方主之。

白僵蚕（炒）三钱，蝉蜕十个，金银花二钱，泽兰二钱，当归二钱，生地黄二钱，石膏三钱，黄连三钱，黄芩三钱，栀子（酒炒）三钱，牡丹皮三钱，紫草三钱。

水煎去渣，入蜜酒童便冷服。

9. 加味六一顺气汤

温病主方。治同前证（少阴厥阴病，口燥咽干，怕热消渴，谵语神昏，大便燥实，胸腹满硬，或热结旁流，绕脐疼痛，厥逆脉沉者，此方主之）。

白僵蚕（酒炒）三钱，蝉蜕十个，大黄（酒浸）四钱，芒硝二钱五分，柴胡二钱，黄连二钱，黄芩二钱，白芍二钱，甘草（生）二钱，厚朴一钱五分，枳实二钱。

水煎去渣，冲芒硝，入蜜酒，和匀冷服。

10. 大复苏饮

温病表里大热，或误服温补和解药，以致神昏不语，形如醉人，或哭笑无常，或手舞足蹈，或谵语骂人，不省人事，目不能闭者，名越经证；及误服表药而大汗不止者，名亡阳证，并此方主之。

白僵蚕三钱，蝉蜕十个，当归三钱，生地黄二钱，人参一钱，茯苓一钱，麦冬一钱，天麻一钱，犀角（镑，磨汁入汤和服）一钱，丹皮一钱，栀子（炒黑）一钱，黄连（酒炒）一钱，黄芩（酒炒）一钱，知母一钱，甘草（生）一钱，滑石二钱。

水煎去渣，入冷黄酒、蜜、犀角汁，和匀冷服。

11. 小复苏饮

温病大热，或误服发汗解肌药，以致谵语发狂，昏迷不醒，燥热便秘，或饱食而复者，并此方主之。

白僵蚕三钱，蝉蜕十个，神曲三钱，生地黄三钱，木通二钱，车前子（炒）二钱，黄芩一钱，黄柏一钱，栀子（炒黑）一钱，黄连一钱，知母一钱，桔梗一钱，牡丹皮一钱。

水煎去渣，入蜜三匙，黄酒半小杯，小便半小杯，和匀冷服。

12. 增损普济消毒饮

太和年，民多疫疠，初觉憎寒壮热体重，次传头面肿盛，目不能开，上喘咽喉不利，口燥舌干，俗名大头瘟。东垣曰：半身以上，天之阳也，邪气客于心肺，上攻头面而为肿耳。经谓清邪中于上焦，即东垣之言益信矣。

元参三钱，黄连二钱，黄芩三钱，全蝉蜕十二个，白僵蚕（酒炒）三钱，大黄（酒浸）三钱，连翘（去心）二钱，栀子（酒炒）二钱，牛蒡子（炒研）二钱，板蓝根（如无以青黛代之）二钱，桔梗二钱，陈皮一钱，甘草（生）一钱。

水煎去渣，入蜜酒童便，冷服。

13. 解毒承气汤

温病三焦大热，痞满燥实，谵语狂乱不识人，热结旁流，循衣摸床，舌卷囊缩，及瓜瓢、疙瘩瘟，上为痈脓，下血如豚肝等证，厥逆脉沉伏者，此方主之。

白僵蚕（酒炒）三钱，蝉蜕（全）十个，黄连一钱，黄芩一钱，黄柏一钱，栀子一钱，枳实（麸炒）二钱五分，厚朴（姜汁炒）五钱，大黄（酒洗）五钱，芒硝（另入）三钱。

14. 芳香饮

温病多头痛、牙痛、心痛、胁痛，呕吐黄痰，口流浊水，涎如红汁，腹如圆箕，手足搐搦，身发斑疹，头肿舌烂，咽喉痹塞等证。此虽怪怪奇奇，不可名状，皆因肺胃火毒不宣，郁而成之耳。治法急宜大清大泻之。但有气血损伤之人，遽用大寒大苦之剂，恐火转闭塞而不达，是害之也，此方主之，其名芳香者，以古人元旦汲清泉以饮芳香之药，重涤秽也。

元参一两，白茯苓五钱，石膏五钱，蝉蜕（全）十二个，白僵蚕（酒炒）三钱，荆芥三钱，天花粉三钱，神曲（炒）三钱，苦参三钱，黄芩二钱，陈皮一钱，甘草一钱。

水煎去渣，入蜜、酒冷服。

纵观杨氏所列各方，反映了一个重要学术观点，即温病本质是郁热在里，所以各方都以清透为主，全力解决里热这一主要矛盾。

清：轻者八方，皆用黄芩、黄连、栀子，或加石膏、知母、金银花、连翘等清热。重者六方，在以黄芩、黄连、栀子清热的基础上，更增芒硝、大黄以逐热，或并用木通、竹叶、车前子、泽泻等引热从小便而出。

透：十五方皆用僵蚕、蝉蜕以透热，有的更增薄荷、豆豉、桔梗、牛蒡子、荆芥、防风等，增强疏透之力。疏达气机，选姜黄、枳实、厚朴、陈皮等。

热陷血分者，加用牡丹皮、泽兰、紫草、当归等凉血活血。

滋：热盛阴伤者，加用生地黄、玄参、麦冬、白芍、天花粉等清热滋阴。

所列各方，大同小异，都可看成是由升降散加减而成。要在悟透升降散的法度、方义，则其余十四方之机理、方义，可触类旁通。

附医案十则

案一：风热外感

马某，男，5 岁。1995 年 1 月 29 日诊。

上午开始发冷，傍晚体温 39.5℃，须臾再测，复升至 39.7℃。手足凉、无汗、头痛、恶心、流涕，舌略红，苔白，脉沉而躁数。两代单传，举家惊惶，急欲住院，又届春节，亦颇踌躇。余告勿虞，不必住院，及时服药即可。因其脉虽沉数，但躁急未甚，中有和缓之象，料不致有大变。

予新加升降散。

僵蚕 8g	蝉蜕 3g	姜黄 5g	大黄 4g
豆豉 10g	焦栀子 6g	连翘 12g	薄荷 5g
竹叶 4g			

2 剂。

嘱 4 小时服 1 煎。温覆，避风寒。

翌晨再诊，服两煎后，已通身见汗，身热渐降，肢端转温。后半夜汗

55

出不断，今晨身热已退，脉亦趋静，已思食。因脉未全静，余热未靖，嘱其把所剩1煎服完。次日已外出玩耍，一如往昔。

按：外感发热，乃常见病证。时值春节前，乍立春，尚凛寒。因舌见红，脉躁数，里之郁热已盛，故断为风热，而不泥于时令诊为风寒。体温虽高，且继续攀升，但脉躁数之中尚有和缓之象，可料知热不致亢极而骤变。

果药后通身汗出而愈。此种病证，脉之躁数程度，对判断病情轻重转归，有着重要意义。躁数而亢急者，邪热必重，即使暂时体温尚不甚高，半日许可迅速升高，甚至可生骤变而喘急、惊搐、昏谵、肢厥。若虽躁数，中有从容和缓之象，即使一时体温尚高，也不足虑，此易愈。余临床留意于此多年，屡试不爽，深感《内经》对于躁脉的论述，确基于深厚的临床实践，否则焉能有此深邃之卓见。

案二：腮腺炎合并脑膜炎

刘某，男，11岁。1993年5月12日诊。

5日前患腮腺炎，右颊部肿大，高热不退。已住院3日，体温仍40.5℃。昨晚出现惊惕、谵语，神识昏昧。父母与余相识，异常焦急，恳请往院诊视。碍于情急，姑以探视身份赴医院诊治。脉沉数躁急，舌绛红，苔薄黄而干。大便2日未解，睾丸无肿大。

此少阳郁热内传心包。予新加升降散加减。

僵蚕 9g	蝉蜕 3g	姜黄 5g	大黄 4g
豆豉 10g	焦栀子 7g	黄芩 8g	连翘 12g
薄荷 5g	马勃 1.5g	板蓝根 10g	青蒿 12g

2剂神清热退，颐肿渐消。

按：此为热郁气分，少阳枢机不利，郁热不得透达，逼热内陷心营，而见谵语、神识昏昧。新加升降散加味，升清降浊，透达气分郁热。气机畅通，郁热自可透达于外而解。

王孟英曰："凡视温证，必察胸脘。如拒按者，必先开泄。""虽舌绛神昏，但胸下拒按，即不可率投凉润，必参以辛开之品，始有效也。"柳宝诒亦云："凡遇此等重症，第一是先为热邪寻出路。"邪虽入营，亦必求其透转。透转之关键，在于气机之畅达，故以升降散疏瀹气机，透发郁伏之热邪，而不率用凉开之安宫牛黄丸、紫雪丹。

案三：麻疹肺炎

司马某，女，1.3岁。1964年4月7日诊。

发热已6日，颈项及耳后疹密而紫暗，身躯疹稀少。咳喘气粗，烦热渴饮，下痢赤白，日十余行。脉数大，舌红，苔黄腻。

此热毒夹滞壅结于内，疹出不透。急当清泄热毒，畅达气机，佐以消导，予增损双解散加减。

僵蚕 7g	蝉蜕 3g	姜黄 4g	酒大黄 3g
桔梗 4g	防风 3g	薄荷 3g	芦根 6g
黄芩 4.5g	黄连 4.5g	栀子 4g	石膏 8g
紫草 10g	槟榔 4.5g		

1剂，疹即出透，喘、痢、热皆减。

按:《医宗金鉴》云："疹宜发表透为先，最忌寒凉毒内含。"麻疹贵在出齐，疹色红活，使郁伏于内之疹毒尽达于表而解。若过用寒凉，必冰伏气机，表气郁遏，疹不能达。即或疹乍出，过寒亦使疹没，疹毒转而内攻，喘闷痉厥，变证丛生。

然热毒盛者，又当断然清透，不可因循踟蹰。此例甫露即暗紫，热毒内盛明矣。郁热上攻于肺而作喘，夹滞下迫大肠而为痢。热毒壅遏，气机不畅，疹不能透发。予双解散，内清外透，使热分消，加紫草以活血散瘀。毒热得透，疹即出齐，喘利顿减。

案四：腺病毒肺炎

董某，女，10个月。1965年4月1日会诊。

患腺病毒肺炎，高热 7 日不退，现体温 39.7℃。咳喘痰鸣，呼吸气憋，烦躁惊怵，腹微胀满，便稀而黏，日五六行。脉浮数有力，舌红，苔薄少津，唇干暗紫。

此属温邪闭肺，肺热下移大肠。予升降散合葛根芩连汤加味。

僵蚕 6g	蝉蜕 2g	姜黄 3g	大黄 2g
葛根 4g	黄芩 3g	黄连 3g	连翘 7g
杏仁 2g	桔梗 3g	羚羊角 1g	

2 剂，不拘次数频服。

4 月 2 日二诊：药已服尽，昨夜身见微汗，今晨体温 38.4℃，咳喘稍平。原方加芦根 10g，再进 2 剂。

4 月 3 日三诊：遍身汗出漐漐，手足皆见。身热 37.3℃，呼吸已不憋气，咳喘大减，尚有痰声，思食，喜睡。脉虽尚数，已见缓，舌红苔少。拟养阴清热以善后。

芦根 10g	前胡 4g	冬瓜仁 10g	石斛 6g
炙杷叶 4g	瓜蒌皮 5g	石膏 5g（先煎）	杏仁 3g
麦冬 4g	竹叶 3g		

3 剂，药尽而愈。

按：腺病毒肺炎，属中医"咳喘、肺胀"范畴，虚实寒热皆有之。此例为温邪闭肺，表气不通，咳喘无汗；肺热下移大肠而作利。方取辛凉宣达肺郁，苦寒清泄里热。俟遍身漐漐汗出，则邪热透达，里解表和。

腺病毒肺炎，主要症结在于肺闭。多伴高热、咳喘、痉厥、肺实变，或合并心衰、胸腔积液、心包积液等。其病机，乃虚实寒热、表里阴阳皆有，不可概以温病论之。

案五：阳盛格阴

杨某，女，23 岁。1987 年 7 月 23 日诊。

产后下利，周身寒彻，虽盛夏犹着棉衣，裤脚尚怕风入，以带系之。

曾服多种抗生素，中药曾予补益气血、健脾止泻、温补脾肾、温阳固涩等剂，利时轻时重，周身寒冷如故。历时一个半月未愈，登门求诊。脉沉滑数，舌红，苔黄腻。

此湿热蕴遏胃肠，升降悖逆而下利，阳郁不达而身寒。予新加升降散合葛根芩连汤，3剂利止而恶寒除。

按：肢冷、腹冷、腰冷、周身冷等，乃临床常见之症。阳虚阴盛固可冷，然阳郁而冷者尤为多见。若脉沉而躁数、舌红者，不论何处冷，甚至冷如冰，皆属阳郁所致，不可误用热药温阳。笔者初临证时，曾治武某，产后身寒，虽烷如烙，仍感周身寒彻，囿于产后多虚，不识火郁亦寒，予附子回阳，渐加至三两，寒益甚，终成坏证。此教训铭记难忘。

阳郁而寒与阳虚而寒的鉴别之点，重在脉。沉而躁数，且按之有力，即使舌不甚红，亦可断为火郁。若脉虽沉数，但按之无力，当属虚寒。凡脉沉而无力者皆虚，且愈虚愈数，愈数愈虚，当予温补，不可误作火郁而犯虚虚之戒。

案六：麻疹合并肺炎、心衰

王某，男，1.7岁。1965年11月3日诊。

患儿白胖，西医称之为渗出性体质。病已4日，高热达41.5℃，头胸疹点隐隐且色淡，躁扰肢厥，咳喘痰鸣，脉疾（心率260次/分），按之无力，舌淡，面色青白。

麻疹合并肺炎、心衰，疹未透发。予：

| 炮附子6g | 红参5g | 桂枝6g | 升麻3g |
| 紫草10g | | | |

2剂，浓煎频服，令一昼夜2剂尽。

至夜，疹已出齐，色较淡，身热略降（39.3℃），面色微见红润，脉尚疾（心率220次/分）。上方去桂枝、升麻，加黄芪6g、鹿茸1g，3剂。尽剂，疹没热退而愈。

按：患儿肥胖色白，素体阳虚，不能托疹外透。余初以为高热疹出不透，仍以《医宗金鉴》竹叶柳蒡汤加石膏、羚羊角治之，先后5例皆亡。后见《中医杂志》有篇报道，言及阳虚不能透疹者当予温托之法，遵而用之，后之6例皆愈。此教训刻骨铭心。每忆及此，扼腕长叹，余实乃庸医杀人。

中西医热的概念不能等同，西医发热是以体温为标志，而中医是指脉数舌红、烦躁口渴、溲赤便结等。体温高者，中医可称为有寒或阳虚阴盛；体温低者中医仍可称为有热。此类患儿，余以为体温如此之高，必是热盛，而误予寒凉清热，无异雪上加霜，疹不能透，疹毒内攻而亡。

高热而诊为阳虚阴盛的依据，主要在于脉数疾按之无力。有力为实，无力为虚。《濒湖脉诀》言数脉："实宜凉泻虚温补。"同为数脉，当寒凉清热还是温热扶阳，关键在于脉之沉取有力无力。此性命攸关之处，万不可稍忽，偏差之毫厘，必失之千里。

若脉之有力无力在疑似之间，当察其舌。察舌重在舌质、舌苔，若舌质淡者，当为虚寒。再进而观色，若色白或兼青者乃虚寒。此例阳虚不能托疹，故予参附温阳，桂枝温通血脉，升麻升发透达，紫草活血以促疹透发。阳复疹透热退。

此例虽阳虚阴盛伴高热，但非阴盛格阳。故扶正回阳以祛邪。格阳者，脉当浮大而虚，颧红如妆。虚阳势将脱越，当引火归原，不可用升麻助其升散。

案七：吐利亡阳

李某，男，2.5岁。1964年3月12日诊。

麻疹已退，下利十余日，日趋加重，水泻无度。渐肛门不收，视之如洞，粪水外溢，难分便次，味腥色青。手足厥冷，周身欠温，闭目不睁，呼之不应。寸口脉已无，趺阳脉时隐时现。症已极危，合家抱头痛哭。

急予附子理中汤，回其垂绝之阳。

炮姜 3g　　　　炮附子 4.5g　　　人参 6g　　　　　肉豆蔻 4.5g

炙甘草 6g

浓煎频喂。

半日许，跌阳脉已出，手足转温，但有粉红色血水从肛门流出。此阳虚不能摄血，仍当回阳，宗前方加阿胶 6g。次日精神好转，已能睁眼。再以前方加茯苓 6g、生黄芪 6g。3 剂而愈。

按：疹后本宜养阴清余热，然下利无度，导致亡阳，故不拘常法，急以附子理中汤挽其垂绝之阳。下粉红色血水者，乃阳不摄阴，脾不统血，仍当回阳摄阴。检讨原方，若加赤石脂，不仅止泻固脱，尚能涩血，更为妥帖。

凡重证当诊跌阳脉，跌阳主胃气，虽寸口脉已绝，只要跌阳未绝，说明胃气尚存，尚有生机，有挽救之希望，若跌阳亦绝，难以复生。

案八：慢脾风

童某，女，1 岁。1965 年 5 月 22 日以麻疹合并肺炎入院。

疹退后复又发热，精神不振，轻微气喘，吐泻时作时止，体温在 38℃~39℃。5 月 28 日出现抽搐，日五六次，抽搐无力。跌阳脉弱，面色青而白，舌因涂甲紫而无法察辨。

皆因久病吐泻，元气衰败，诱致慢脾风，予王清任可保立苏汤治之。

补骨脂 3g　　　炒枣仁 6g　　　白芍 6g　　　　当归 6g

生黄芪 15g　　　党参 6g　　　枸杞 6g　　　　炙甘草 3g

白术 6g　　　　茯苓 6g　　　核桃（捣）1 个　山萸肉 6g

2 剂。

6 月 2 日二诊：抽搐稍轻，跌阳脉参伍不调，胃气将败，极危。前方改用生黄芪 30g，连进 5 剂，抽搐已止。面仍青白，下利日十余次，有沫。改用诃子散止泻。

诃子 6g　　　　肉豆蔻 6g　　　木香 3g　　　　党参 6g

茯苓 9g	陈皮炭 3g	白术 6g

2剂，利仍未止。乃脾气极虚，清阳下陷。仍宗首方，生黄芪改为60g。又服6剂，泻止热清。但摇头揉目，虚风未息，再服上方12剂，虚风平，精神振，面色亦转红润。

按：麻疹没后抽搐，以热盛或阴虚为多见，但因久病吐泻而阳气衰惫者亦有之。以面色白、脉弱舌淡为判断要点。可保立苏汤乃气血、脾胃、阴阳皆补之方。尤其重用黄芪息大风，1岁小儿竟用至60g，且连服20余剂而愈，确有厥功。余曾用此方治慢脾风多例，皆有卓效。

案九：中毒性菌痢

关某，男，1.3岁。1963年7月3日晚11点入院。

当日下午5点出现寒战、发热、呕吐。体温迅速升高至40℃左右，抽搐2次。入院后，周身已厥冷，手足之脉皆无，对外界刺激毫无反应，已看不到呼吸运动，心音似有似无，瞳孔对光反射消失，血压无。体温35℃以下。

只有将棉球纤维置鼻孔下时，见纤维尚有摆动，知呼吸尚存。肛指查便，诊为中毒性菌痢。当即给去甲肾上腺素1：100静点，由每分10滴增至30滴（当时抢救休克主要还是用此药），血压仍测不到，又不能鼻饲给药。急切之时，姑用艾卷3个捆于一起，灸关元、气海（其实也分不清穴位，整个腹部都灸了）。于夜间1点开始灸，一直持续到凌晨4点，面色由土灰微见红润，呼吸、血压皆恢复，心跳增强，手足之脉可诊及，体温渐升至38.3℃。后按中毒性菌痢治疗，此儿竟获痊愈。

按：中毒性菌痢本为暑湿阳证，但由于邪气过亢，正气不支而衰竭，可很快转成阴证，此即重阳必阴。此时当急予扶正回阳，无奈之际，姑且以艾灸试之，竟获痊愈。艾灸竟有此殊功，颇多惊诧。

温病本以热盛为主，然选此3例虚寒者，借以说明温病由阳证转为阴证者，并不罕见。要在识证，不可专事寒凉。

案十：急性多发性神经根炎

某，女，24岁。诊为急性多发性神经根炎。呼吸已停5日，心跳尚存，靠人工呼吸维持生命。于1992年7月13日会诊。

面赤，舌红，苔干黄起刺，脉洪大，腹软。此属阳明热盛，予白虎加人参汤鼻饲，共服3剂。脉症依然如上，原方加安宫牛黄丸1粒。至18日亡。

按：脉洪、面赤、苔黄，予人参白虎汤尚属对症。后悟及，面赤乃大量使用激素所致；脉洪大乃血管活性药物反应。设若无西药，或现一派亡阳之象，当非人参白虎汤所宜。所以，中医辨证时，尚须考虑因用西药所产生的影响，否则易为假象所惑。

叶天士温热论求索

第一条

【原文】

温邪上受，首先犯肺，逆传心包。肺主气属卫，心主血属营。辨营卫气血虽与伤寒同，若论治法，则与伤寒大异也。

【求索】

（一）"温邪上受，首先犯肺"

1. 温病的病因

在明以前，温病和伤寒被认为都是同一病因——寒邪，感而即发者为伤寒，感而后发者为温病。如《素问·生气通天论》曰："冬伤于寒，春必病温。"《素问·热论》曰："凡病伤寒而成温者，先夏至日者为病温，后夏至日者为病暑。"又曰："今夫热病者，皆伤寒之类也。"《难经》曰："伤寒有五，有中风，有伤寒，有湿温，有热病，有温病。"温病的辨证论治体系，仍循六经辨证论治体系。可见明以前，温病的病因仍属广义伤寒范畴，未能从伤寒的框架中独立出来。至叶、薛二人著作问世，方使温病的病因学独立出来。

叶氏开篇即首先明确提出了温病的病因是温邪，这就从病因学上厘清了温病与伤寒的不同。由于伤寒与温病的病因不同，因而决定了伤寒与温病本质、传变规律及治疗大法的不同。伤寒主要是寒伤阳，温病主要是温热伤阴；伤寒的阳明阶段与温病的气分阶段虽同，而传入三阴经后，伤寒主要是三阴寒化，而温病主要是温邪热化伤阴；伤寒的治疗原则是刻刻顾护阳气，而温病则着眼于顾护津液，"留得一分津液，便有一分生机。"由于叶、薛二人建立了完整的温热类与湿热类辨证论治体系，方使温病学形成独立的学科。

2. 邪袭途径

伤寒是邪犯肌表，多为首犯太阳。若正虚之人感受寒邪，亦可首犯少阳、阳明，或寒邪直中三阴。

对温病，叶氏提出"温邪上受，首先犯肺"这一外邪侵袭的途径，与伤寒大异，因而也决定了伤寒与温病的本质、传变规律及治疗大法的不同，具有重大理论价值。

所谓"上受"，乃邪从口鼻而入。正如吴鞠通所云："温病自口鼻而入。"自鼻而入者，因鼻通于肺，故出现呼吸系统感染病；由口而入者，因口通于胃，邪犯则出现消化系统感染病，这对中医理论有重大发展。

所谓温邪，主要包括两大类：一为温热之邪，一为湿热之邪。温邪是单一的阳邪，或兼风，或兼燥，易迅速化热伤阴而传变。湿热者，包括湿热与暑湿之邪。热为阳邪，湿为阴邪，乃一阴一阳两邪相兼，易留连气分，阻遏三焦，有寒化、热化两途，其传变规律及治疗大法异于伤寒与温热类温病。

3. 邪犯部位

叶氏提出"首先犯肺"，这一提法存在很大弊端。

温邪上受，假如为呼吸道感染性疾病时，固然以首先犯肺者居多，但并非所有感受温邪者都首先犯肺，尚有直趋中道、达归募原、首犯阳明与直犯三阴者。对这些首发不是在肺的温病，如何解释呢？这显然与叶氏提出的"首先犯肺"的理论不一致。于是，不得已，提出了伏气温病的理论。

伏气温病的理论，主要是想解释两个问题：一是解释温病首发，烦躁里热阴伤，而不是首见肺卫症状者，如春温；二是解释过时而发者，如秋冬暑热已去，仍见暑热之病者，如伏暑，于是提出伏气温病的理论。

伏气温病理论的提出，主要依据《内经》的六段经文，如《素问·生气通天论》之"冬伤于寒，春必病温"等，认为春温是冬伤于寒，寒邪藏伏于体内四五个月，甚至半年，伏而化热、伤阴，但此时并不发病，没有临床症状，待到春天阳气升发之时，引动体内伏邪，此时方出现一派里热阴伤的表现。由于里热阴伤的表现有别，于是提出邪伏肌肤，邪伏少阳，邪伏募原，邪伏阳明，邪伏少阴、厥阴、太阴之不同。

至于伏暑问题，认为夏天感受暑湿之邪，邪气藏伏于体内并不发病，至秋冬，天渐寒凉，寒凉之气逼暑外出，于是发病，表现出一派暑湿的临床特征，因而称为伏暑。秋发者，称为伏暑秋发；至冬而发者，称为伏暑冬发。

伏气温病的理论，虽然可解释春温之里热阴伤，以及伏暑过时而发这两个问题，但也暴露出理论上的破绽。为什么邪气深伏于体内三四个月乃至半年而不发病？这是伏气温病的理论所解释不了的。

所以后世一些医家对此理论提出质疑。如吴又可驳曰："人身气血流行，少有窒碍，即为不安，岂有邪藏肌肤全然不觉，至春至夏，始得发病耶？"杨栗山更直截了当质问曰："何其懵懂，中而不觉，藏而不知？"

我们是不赞成伏气温病理论的。它所依据的六条经文，全篇通读下来，都是感而即发，并没有伏而不发的意思，以此作为伏气温病的理论依据亦颇牵强，故我们不赞成伏气温病理论。

其实，对春温与伏暑两个问题，《内经》中已有明确解释。《素问·评热病论》曰："邪之所凑，其气必虚，阴虚者，阳必凑之。"反之，阳虚者，阴必凑之。阳气虚，则易招致寒邪侵袭，阳尚强者，邪在三阳；阳虚重者，寒邪可直入三阴。温病亦然，阴虚者，易招阳邪外袭，阴尚强者，温邪袭于卫分气分；阴虚重者，温邪亦可直入三阴，初起烦躁里热阴伤，此即"阴虚者，阳必凑之"。哪儿虚，温邪就凑到哪儿。这就很清楚地阐明了温病初起烦躁里热阴伤的机理。

至于伏暑问题，中医从来都讲六气有太过、不及和非时之气。夏天可有寒证；秋冬湿热素盛，感受外邪后，呈现暑湿之象者有之，这就更清

平脉辨证温病求索（第二版）

楚地解释了伏暑秋发、冬发的问题，何必再牵强地引用伏气温病理论来解释？

为什么必须杜撰一个伏气温病的理论呢？虽古代亦有王叔和等人提出，但未形成强势地位，只是作为一种学说而已。至叶天士提出"温邪上受，首先犯肺"的理论以后，对那些初起无肺卫见证，而是呈里热阴伤病证者，就难以解释。与叶氏的理论不合辙，于是温病学家就引用王叔和的伏气理论来加以解释，强化了伏气温病的理论，形成了不可更易、不容置疑的温病理论的组成部分。

假如叶氏"首先犯肺"的论点改成"多先犯肺"就较恰当了。因为除了首先犯肺者，还有首犯他脏者，就避免了初起即里热阴伤的难题，也避免了再牵强用伏气理论的问题了。由上可知，"温邪上受，首先犯肺"的这一论点，尚有可斟酌、商榷之处。故此，我们提出了自己的拙见。

我们不赞成伏气温病的理论，并不否定伏邪理论。二者有何区别？伏气温病感而不发，过时乃发；伏邪理论是感而即发，感后即出现相应的临床表现，此邪可伏于体内经年累月不去。这种现象临床广泛且常见。如寒邪伏于心经，出现胸痛、胸闷等症，多年不愈；或寒袭经脉筋骨的痹病，亦可多年不愈；或热伏于心，多年烦躁、失眠、心悸等，这都是伏邪问题。伏气温病与伏邪理论是有别的。

（二）逆传心包

1. 何谓逆传

叶氏只提出"逆传"一词，未提相对应的"顺传"一词。有逆当有顺。苟无顺，何言逆？于是温病学家皆言温病有顺传与逆传两种传变方式。这已成学界公认的不二理论。

何谓顺？叶氏提出"卫之后方言气，营之后方言血"。这就是叶氏所说的温病顺传的次序。吴鞠通又提出三焦传变，由上焦传中焦、再传下焦为顺。

何谓逆？诸医家的解释是温邪初在卫分，未经气分阶段而直入心营者，称之为逆传，由卫至气再入营者，为顺传。可是余在拙著《温病求索》中，评论了温病只有气血两个传变阶段。温病初起温邪犯肺，肺气膹郁，肺主气，昭示温病初起即属气分证，而卫分证只是肺气膹郁的一个标象而已。卫分证不是一个独立的传变阶段。

既然温病初起即属气分证，那么，"首先犯肺，逆传心包"，也是由气到营，这就与通常所说的逆传是由卫到营不经气分阶段是不一致的。若由气传营，理应属于顺传，何言为逆？可见，逆顺的区别不是经过气分阶段与否，当另有解释。

所谓逆传，应指病情在初起阶段，即热邪犯肺、肺气膹郁的基础上，突然或迅速出现神昏谵语、灼热肢厥、舌绛脉细数躁急的热入心包之象，或热入肝经，肝风陡张而痉厥者；或热入血分，而动血发斑者，病情急剧恶化，皆为逆。所谓逆传，亦不仅仅是热陷心包之一端。而病变由气到营血，传变相对较缓者，可称为顺传。

2. 顺传与逆传的价值

其实，临床总的指导原则是张仲景提出的"观其脉证，知犯何逆，随证治之"。此即《内经》所云"谨守病机"。

温病的传变，并不按"温邪上受，首先犯肺"，以及卫气营血或三焦顺序，一步一步地传变。温病初起，可以首先犯肺，亦可首犯阳明，亦可直入三阴，见里热阴伤，何况在传变过程中，更可见气分热证传入三阴。究竟传到了何处？没有固定的顺序，还要"观其脉证，知犯何逆，随证治之"。

也就是具体问题要具体分析，要个体化治疗，要动态治疗。顺传、逆传的意义，仅在于使医者知道温病可以突然恶化，邪尚在肺阶段，迅即出现神昏谵语、高热痉厥之危象。要把握病势，防其传变、恶化，预安未受邪之地，防其陷入易易耳。不致临时慌乱，茫然不知所措。

3. 为何温邪犯肺后易见逆传心包

因温病的本质是郁热。热在肺，肺主气，肺气膹郁，气机郁结，邪热不得透达于外而解，乃逼热内窜。肺与心同居上焦，紧密相连，郁热内攻，最易窜入心包，出现灼热痉厥，神昏谵语。所以，当此之际，首当宣解肺郁，透热外达，使热邪透转气分而解，不可一味寒凉清热，恐冰伏气机，郁热反不得透达而解。

"何谓气？上焦开发，宣五谷味，熏肤、充身、泽毛，若雾露之溉，是谓气。""卫气者，所以温分肉，充皮肤，肥腠理，司开阖者也。"卫气的敷布，靠肺的宣发，以达于腠理、皮毛，熏于盲膜，散于胸腹，温煦肌肤皮毛。

卫分证的临床表现，《温病条辨·卷一》第三条曰："太阴之为病，脉不缓不紧而动数，或两寸独大，尺肤热，头痛，微恶风寒，身热自汗，口渴，或不渴而咳，午后热甚者，名曰温病。"卫分证的主要特征是恶风寒。有恶风寒存在，就属卫分证；若但热不寒，就属气分证，而不属卫分证了。

伤寒之太阳表证与温病之卫分证皆有恶风寒，但二者恶风寒的机理不同，因而治法亦大相径庭。

伤寒表证之恶风寒，是由于风寒外袭肌表，腠理闭郁，卫阳不得达于肌肤毫毛，故洒淅恶寒，治当发汗，开达腠理，使邪从汗解。温病之恶风寒，是由于温邪袭肺，肺气膹郁，卫阳不得宣发，肌表皮毛失却卫阳之温煦而恶寒。邪不在肌表而在肺，表无邪，故温病忌汗，"汗之不惟不解，反生他患。"

因为卫分证的主要特征是恶风寒，其病机是肺气膹郁，所以温邪袭肺，有恶寒是肺气膹郁，无恶寒仍是肺气膹郁。卫分证只是一个标象而已，有或无，无本质差异。但按疾病症状归类而言，恶寒可划入表证，但温病虽有表证实无表邪。所以，卫分证不是一个独立的传变阶段，或曰，卫分证是不存在的。

（三）心主血属营

热入心，何不言入血，而曰属营？营分证的特征，叶氏曰："营分受热，则血液受劫，心神不定，夜甚无寐，或斑点隐隐。""再论其热传营，舌色必绛。"

而血分证的特征，是在营分证灼热痉厥的基础上，出现耗血、动血。二者治疗上，都要清营凉血，透热外达，佐以养阴，二者并无本质差别。

举血可以赅营，营血常并称，无严格区分。所以营血径可看成同一传变阶段，统称之为血分证亦无不可。

（四）辨卫气营血虽与伤寒同

伤寒与温病，一为寒邪，一为温邪；一为伤表，一为自口鼻而入伤肺；一为寒邪伤阳，一为温邪化热伤阴；一为六经传变，一为卫气营血传变。二者诸多不同，何言辨卫气营血虽与伤寒同？同在何处？

同点在于：

1. 无论伤寒还是温病，都须遵从中医理论体系的指导，如天人合一、整体观、辩证观、阴阳五行学说、病因学说、脏腑经络、气血津液理论等。

2. 辨证方法，都须望闻问切，四诊合参，都要司外揣内。

3. 六经辨证与卫气营血辨证，都要结合病因辨证、八纲辨证、脏腑经络辨证等。

4. 治疗中都要以人为本，顾护正气。

5. 都要贯穿治未病的指导思想，先安未受邪之地。

6. 都要遵从恒动观，动态地看待疾病的发展变化，谨守病机。

这些共同原则、方法，无论伤寒还是温病，在不同的辨证过程中，都是必须遵守的，故曰"辨卫气营血虽与伤寒同"。

（五）若论治法，则与伤寒大异也

伤寒与温病治法之大异何在？

1. 初起阶段，伤寒是风寒中于太阳之表，出现恶寒、无汗、发热、头痛、身痛、脉紧等症，治当发汗，使邪从汗解。而温病是温邪上受袭肺，肺气膹郁，热郁于内，出现发热、微恶风寒、自汗、口渴、咽痛、脉数等症。因邪不在表，虽有表证，实无表邪，故温病忌汗，"汗之不惟不解，反生他患"，治当宣解肺郁，透热外达。

2. 伤寒待化热传入阳明以后，呈热邪亢盛之象，在这一阶段，此与温病传入气分，及湿温化热化燥传入气分相同，无本质差别，治疗大法皆非清即下。若湿热留恋气分，当分消走泄，非清下所宜。

平脉辨证温病求索（第二版）

3. 伤寒、温病待传入三阴之后，二者有着本质的区别。伤寒主要出现三阴寒证，以温阳为主；温病热入三阴，主要出现热盛阴伤证，以清热、透邪、保阴为主。故曰若论治法，则与伤寒大异也。

（六）关于寒温统一的见解

从古至今，断续有些学者提倡寒温统一，我们并不赞同这一观点。

一个新的学科的成立，必须具备三个条件：一是有相对独立的理论体系；一是有丰富的内容，原有学科体系已难以容纳，水到渠成，自然分立出新的学科；一是得到学界的公认传承，并形成庞大的人才梯队，来不断地从事这一学科的实践和理论创新。

温病学完全具备这三个条件。叶氏创立了温热类温病的理论体系，薛氏创立了湿热类温病的理论体系。这两个理论体系，从病因、侵袭途径、传变规律、治则、治法、方药，系统地提出了理论体系，奠定了温病学的完整理论基础。

在临床实践中，温病学也涌现了大量丰富内容，明显区别于伤寒的范畴。如温病初起的辛凉宣透、表里双解、分消走泄、热入三阴的化热伤阴，后期的益胃生津、滋养肝肾等，都极大丰富了中医学宝库，很多内容都是《伤寒论》体系所难以涵盖的，这就奠定了温病学成立的实践基础。

如今，温病学已列为中医四大经典之一，为中医工作者必修之课程，有庞大的人才梯队在不断地实践温病学，并不断地研讨、丰富和发展着温病学说。温病学有充分的理由形成一个新的学科。

诚然，任何一个学科的建立，都不是从天上掉下来的，而是在原有学科基础上，不断拓展、升华而形成的，温病学也是如此。从《内经》《难经》《伤寒论》到历代医家名著，都论述了许多温病的内容，为温病学的形成奠定了理论和实践基础。几千年来，中华民族与温病、瘟疫的斗争历史，有过大量挫折、教训，是人们经过艰苦卓绝的探索，直到明末清初，才形成了温病学。不能因一个新学科与原有学科有千丝万缕的联系，就把一个已长大的孩子硬塞到母腹中去，这并不利于学术的发展。

近年来，中医学引起世人刮目相看的几次放彩，如治疗乙脑、非典等，都是温病学的成就，其他如流感、钩端螺旋体病、流行性出血热等传染病的治疗，也都彰显了温病学的重大价值。与其费力劳神地搞寒温统一，还不如多研究点温病的理论及实践有价值。

第二条

【原文】

盖伤寒之邪留恋在表，然后化热入里，温邪则化热最速，未传心包，邪尚在肺。肺合皮毛而主气，故云在表。初用辛凉轻剂。夹风加薄荷、牛蒡之属；夹湿加芦根、滑石之流。或透风于热外，或渗湿于热下，不与热相搏，势必孤矣。

【求索】

（一）盖伤寒之邪留恋在表

这句话谈的是外感表证问题。外感表证可归纳为四种：广义伤寒包括伤寒、中风、温病、热病、湿温。热病可合并于温病之中。这四种外感病的表证各有何特点？

1. 中风表证的特点

"发热汗出，恶风脉缓"乃太阳中风的特点。太阳中风的实质是虚人外感，代表方剂为桂枝汤。

桂枝汤调和营卫，并啜热粥、温覆以助胃气，扶正以祛邪。在内伤杂病中桂枝汤应用更广，如《金匮要略·血痹虚劳病脉证并治》篇，共8方，而以桂枝汤加减者占其半，用以调其阴阳。人之百病，皆阴阳失调，而治疗大法皆调其阴阳，以臻和平。桂枝汤之辛甘化阳，酸甘化阴，恰为调和阴阳之祖方，或加强补阳之力，或加强养阴之功，从而衍生出众多方剂。从一定意义上讲，伤寒的众方，皆可看成桂枝汤法的衍生方，故许多医家将桂枝汤称为群方之首，实不为过。

2. 温病表证的特点

《温病条辨·上焦篇》第2条曰:"太阴之为病,脉不缓不紧而动数,或两寸独大,尺肤热,头痛,微恶风寒,身热自汗,口渴或不渴而咳,午后热甚者,名曰温病。"

伤寒中论温病,首见《伤寒论》第6条,指明温病的特征是"发热而渴,不恶寒者"。但热不寒,这恰是阳明证的特点。《伤寒论》第182条曰:"问曰:阳明病外证云何?答曰:身热汗自出,不恶寒反恶热也。"可见温病初起之但热不寒,已属阳明病范畴,而且仲景于本条中,扼要概括了温病发展变化的全过程。陆九芝独具慧眼,明确指出"阳明为成温之渊薮"。认为治温病原无多法,非清即下,非下即清,概括了阳明篇之白虎、承气两大法则。

3. 伤寒表证的特点

伤寒,广义者指外感病之全部;狭义者指感受寒邪所引发的所有疾病,有六经传变或直入。若寒邪袭表的表寒证之特点,《伤寒论》第3条曰:"太阳病,或已发热,或未发热,必恶寒,体痛呕逆,脉阴阳俱紧者,名为伤寒。"伤寒初起,其寒邪可留恋在表,因寒邪阴凝,化热传变较慢,但也可迅速传变。其传变,可热化传入阳经,或寒化传入阴经。其传变速度,或数日,或仅半小时,寒战迅速化热,成阳明热证。

4. 湿温表证的特点

湿温,恒因内湿招致外湿,表证阶段多伴有内湿的表现。《温病条辨·湿温》第43条曰:"头痛恶寒,身重疼痛,舌白不渴,脉弦细而濡,面色淡黄,胸闷不饥,午后身热,状若阴虚,病难速已,名曰湿温。"

《湿热论》第1条曰:"湿热证,始恶寒,后但热不寒,汗出胸痞,舌白,口渴不引饮。"

暑入阳明,初起即以阳明热盛为重,表证次之或无,故归入温病之中,不再单列。

外感病主要分此四类,其初起在表的症状尽管有别,其共同点都有恶风寒一症,有此症则有表证,无此症,则无表证,故曰"有一分恶寒就有一分表证"。正如《伤寒论》第3条所云："太阳病，或已发热，或未发热，必恶寒。"强调恶寒是表证必有之症。

在伤寒传变或经治疗后，表证还在否？其判断指征是什么？仍以恶寒为指征。如《伤寒论》第121条云："但太阳病，当恶寒。"恶寒乃太阳病理当应有之症。《伤寒论》第134条曰："而反恶寒者，表未解也。"表证尚在否？以恶寒之有无来判断。《伤寒论》第164条曰："伤寒大下后，复发汗，心下痞，恶寒者，表未解也。"此虽经汗吐下各种治疗，究竟还有表证否？仍以恶寒之存在与否来判断，仍恶寒者，知表未解。所以表证阶段尽管症状各异，但恶风寒乃表证的共有特征。

但恶风寒亦非表证所独有。白虎汤证，当大汗伤阳时，可在壮热的基础上现背微恶寒；火郁证，阳不外达可恶寒；阳虚之人也恶寒；东垣的气虚贼火内炽，也可见恶寒的表现。当然，不能把这些恶寒统属于表证。表证的恶风寒，尚须具备以下特点。

（1）初起烦躁

表证一开始，最早出现的症状就是恶风寒。若在疾病的演变过程中，由于阳伤或阳郁等原因，中途出现的恶风寒，则不属表证的恶寒。表证的恶风寒，必须初起烦躁。

当然，表证的恶风寒，程度和持续时间上可有很大差别。重者可寒战，轻者略觉身有拘束感，或怕缝隙之风，或仅背微恶寒，甚至有的因其症状轻微，不大在意而忽略。恶寒持续时间上，有的不足一小时，即但热不寒；有的可持续数日或十数日。

（2）寒热并见

除虚人外感可恶寒不伴发热外，凡属表实证者皆寒热并见。当然，热的程度可有很大差别。

必须说明，中医所说的热，是指特定的病理反应，如身热、口渴、烦躁、溲赤便结、舌红苔黄、脉数等症，其体温可高可不高。体温不高者，中医照样可称为有热；而体温高者，中医可称热或假热，中医对于热的概念和分类是相当复杂的。而西医所说的热，是以体温高为唯一标准。二者虽有重叠，但不能混淆等同。我之所以说明这一点，是因为如果一见体温高就诊为热证而用寒凉药，易误诊误治，我就有此教训，故不得不说明之。

（3）持续不断

只要表证不除，恶寒就不解，故曰"有一分恶寒就有一分表证"，恶寒伴随表证之始终。若表证已解或已传变，恶寒也就不存在了。

（4）伴有表证

恶风寒的同时，往往伴见鼻塞、流涕、打喷嚏、咳嗽、咽痛、头痛、身痛等表证的症状。

只要具备上述四个特点的恶风寒，就可以断为外感表证。至于脉浮、头痛、身痛、咳嗽、鼻塞、流涕等，都是或然之症，而不是判断表证是否存在的特异指征。以上所说的表证指征，既包括伤寒，也包括温病，是所有外感表证的共有特征。

那么，温病的表证即卫分证，有何特征呢？除具上述四点特征的恶风寒一症外，尚有舌边尖红，脉数。只要这两点具备，就可确诊为温病初起的卫分证，亦即温病的表证。

（二）伤寒与温病表证机理不同

伤寒的表证与温病卫分证，虽都有恶风寒这一主要特征，但二者恶风寒的机理却是不同的。这一点非常关键，必须明确。它不仅关系到对伤寒与温病不同本质的认识，也直接关系到二者治疗原则的不同。

伤寒表证为什么恶风寒？是由于风寒袭表，腠理被风寒之邪闭郁，卫阳被遏，不能敷布肌表、温煦皮毛，故而恶寒。这里有两点需要强调：一是风寒自肌表而入；二是外邪所窃踞的部位在肌表。肌表有邪，自当汗而解之，使邪随汗解。

温病卫分证为什么恶风寒？是由于"温邪上受，首先犯肺"。温邪袭入的途径不是自肌表，而是从口鼻而入。外邪盘踞的部位在肺，而不在肌表皮毛，虽有恶寒之表证，实无表邪。

卫气的主要作用之一是温煦。卫气靠肺来宣发敷布于肌表。当温邪袭肺后，造成肺气膹郁，卫阳不得宣发敷布，外失卫阳之温煦，于是出现恶风寒一症。所以吴鞠通曰："肺病先恶风寒者，肺主气，又主皮毛。肺病则气膹郁，不得捍卫皮毛也。"杨栗山对此说得更明确："在温病，邪热内攻，凡见表证，皆里热郁结，浮越于外也。虽有表证，实无表邪。"请读者注意杨氏这段非常重要的话。表无邪，就非汗法所宜，所以温病学家都强调温病忌汗。吴鞠通曰："温病忌汗，汗之不惟不解，反生他患。"又曰："病自口鼻吸受而生，徒发其表，亦无益也。"叶天士于《幼科要略·风温篇》云："夫风温春温忌汗。"在《临证指南医案·卷五》风温某案中，指责那些用汗法治疗温病者说："温病忌汗，何遽忘也？"

（三）温病卫分证表无邪，何言属表

作为症状归类，外感初起的恶寒一症，归属于表证范畴。温邪袭肺而产生的恶风寒一症，虽然邪在肺而不在肌表，但仍归于表证范畴。此即叶氏所说的"邪尚在肺，肺主气，其合皮毛，故云在表"之意。伤寒初起之恶寒与温病初起之恶风寒，受邪不同，邪犯部位不同，恶寒机理不同，二者虽皆称为表证，但绝不可相混、等同。临床如何鉴别？

正如吴鞠通所云："头痛恶风寒，身热自汗，与太阳中风无异。此处最足以相混。于何辨之？于脉动数，不缓不紧，证有或渴，或咳、尺热、午后热甚辨之。"由于二者本质不同，所以治疗上也有原则区别，一者当汗，一者禁汗。

（四）然后化热入里

上列四种外感表证，都有繁杂的传变，可热化传入三阳与三阴，亦可寒化传入三阴；可由实转虚，或虚实相兼，合病并病，等等。其传变并无僵死的路径，总的原则是"观其脉证，知犯何逆，随证治之"。

（五）温邪则热变最速

1. 表证最主要的特征是恶风寒

然其恶风寒的程度及持续时间可有很大差异，重的可寒战，凛凛恶寒；轻的微恶风寒，甚至未太在意。有的恶寒厚衣向火而不解，有的仅怕缝隙之风。

其恶风寒持续时间，长的可数日或十数日，故《伤寒论》有七日愈、

十二日愈之期。短的可不逾半小时即除。

2. 温邪热变最速

温病，包括温热与湿温两大类。湿温，是湿热相合，氤氲黏腻，病难速已。若温热之邪引起的温病，则传变最速，可一日三变。更有温邪可直入于里，初起烦躁里热阴伤者。因温为阳邪，阳邪主动，故热变最速。

（六）"未传心包，邪尚在肺"

温病在上焦阶段，除由肺逆传心包者外，尚有热郁胸膈而传心包者，热灼胸膈而传心包者，湿热秽浊蒙蔽心包者，并非皆"邪尚在肺"。如热郁胸膈，气机窒塞，郁热不得外达而内窜，亦可见热传心包。

热郁胸膈是热在气分，由气到营应该算顺传。如治疗胸膈郁热的代表方剂栀子豉汤，症见"虚烦不得眠，若剧者，必反复颠倒，心中懊憹"，此已有热入心营之端倪；"烦热胸中窒"，"身热不去，心中结痛者"，"心愦愦，反谵语"，"必怵惕，烦躁不得眠"，已见热陷心包之象。因其邪仍以胸膈之气分为重，故以辛开苦降之栀子豉汤主之，宣透胸膈之郁热。《临证指南医案·风温》共载 10 例，用栀子豉汤者 6 例，意在宣透胸膈郁热，防其内陷心包；已入营者，犹可透转，亦寓治未病之意。

刘保和老师曾讲述一病例，一小儿昏迷，前医屡用三宝未效，天津一名医予栀子豉汤加枳实，使郁热得以透达而愈。此例对我颇有启悟。

（七）在表初用辛凉轻剂，夹风加薄荷、牛蒡之属；夹湿加芦根、滑石之流，或透风于热外，或渗湿于热下，不与热相搏，势必孤矣

1. 夹风加薄荷、牛蒡之属

风为阳邪，温亦阳邪，所出现的临床症状重叠，难以区分。若风与阳和，则风火相扇，则传变更速。

温病的本质是郁热，温邪犯肺的症结在于肺气膹郁，温邪郁遏于肺。所以，治疗关键在于宣解肺郁，使郁遏于肺之温热之邪得以透达于外而解。"在表初用辛凉轻剂"，辛以解郁透邪，宣解肺郁；凉以清热。薄荷、牛蒡，皆辛凉之剂，皆具透邪解郁之力，温病初起在肺者，皆可用。因为临床难以区分是否夹风，且薄荷、牛蒡不论夹风不夹风都可用，所以叶氏的"夹风，加薄荷、牛蒡之属"，"或透风于热外"等言，对临床无多大实际意义。

2. 夹湿，加芦根、滑石之流

温邪初起在肺，而兼湿邪者，临床是可以区分的。

兼湿者，有外湿、内湿之分。薛生白《湿热论》明确指出："湿热之邪，从表伤者，十之一二，由口鼻入者，十之八九。"又曰："内外相引，故病湿热。此皆先有内伤，再感客邪。"

外湿可见恶寒、发热、身重、头沉、胸痞、汗出、口渴不引饮、舌白、脉濡等。内湿可见胸脘痞满、呕恶下利、不欲食、头沉身困、精力不济、多眠睡、口中黏腻、溲浊便溏、苔腻、脉濡缓等。

当温邪袭肺，又见上述症状者，可称为温邪夹湿。湿与温合，一阴一阳，互相掣碍，湿遏则热炽，热蒸则湿横。湿与热合者，当先祛湿，湿去则热孤，其热易除。祛湿之法，在里者，当畅利三焦，宣上、畅中、渗下；表湿者，当内外兼治，微汗解之，如香薷、大豆黄卷、藿香、佩兰、苍术皮、羌活、荷叶、滑石、通草等，可择而用之。叶氏所云之芦根、滑石，乃举例而已，示人以法。

第三条

【原文】

不尔，风夹温热而燥生，清窍必干，谓水主之气不能上荣，两阳相劫也。湿与温合，蒸郁而蒙蔽于上，清窍为之壅塞，浊邪害清也。其病有类伤寒，验之之法，伤寒多有变证，温热虽久，在一经不移，以此为辨。

【求索】

（一）不尔，风夹温热而燥生，清窍必干，谓水主之气不能上荣，两阳相劫也

风为阳邪，温热亦阳邪，两阳相合，劫烁津液，致水主之气不能上荣，清窍为干。

风夹温热而伤津化燥，有两个因素。一是风温犯肺，肺气膹郁，津液不能敷布而清窍为干。二是津液不布而干者，当宣解肺郁；津亏而干者，当清热养津。

风温袭肺津亏而干者，主要伤于肺津。肺津伤，则现口干、鼻干、咽干痛、干咳少痰、溲少赤、舌苔薄白或微黄欠润或干、脉数当兼细。治当辛凉宣透，如银翘散加石斛、麦冬之类。

若肺津伤而下及于胃者，胃津亦伤，出现口干喜饮，恶心不欲食，当加天花粉、知母、石膏等。

（二）湿与温合，蒸郁而蒙蔽于上，清窍为之壅塞，浊邪害清也

湿与温合，热蒸湿横，湿浊充斥弥漫，壅塞清窍。清窍皆赖清阳以充养，津液以濡润。今湿邪横逆，阻碍气机，清阳不升，津液不布，浊邪反窃踞清位，致清窍壅塞。

清窍壅塞，当包括头面诸窍，头、肺、心、胸。鼻塞不辨香臭；口黏乏味，渴不喜饮，舌苔黏腻；耳堵或背；目多眵，视物模糊；头晕沉，或头懵；咽中窒，或痰黏；湿阻于胸则胸痞、闷胀憋气；湿阻于肺则呼吸短气，咳喘多痰；湿蒙心窍则昏蒙呆痴，精神委顿，或困倦嗜睡，时清时寐等。

湿热除蒙蔽清窍之外，亦可阻于下窍，如小便不利、混浊；大便溏而不爽、坠胀；或带下秽浊，等等。湿邪横逆，可外达肌肤、肌肉四肢、经络，内达脏腑、器官，内外上下充斥，无处不到，为祸甚广。

（三）其病有类伤寒

湿邪袭表，亦可见恶寒发热、身重、头身痛等症，颇类伤寒。正如吴鞠通所云："头痛恶寒，身重疼痛，有似伤寒，脉弦濡则非伤寒矣。"

湿邪伤表，与太阳表寒证的区别：伤寒是寒客太阳之表，腠理闭郁，典型者为麻黄汤八症。

而湿邪是先有脾湿，内外相引而湿客。湿邪客于肌表，非伤寒太阳之表，乃太阴阳明之表。太阴之表四肢也；阳明之表胸中也、肌肉也。故湿邪伤表，除脉与伤寒有别之外，尚见头沉、身酸困、胸痞、汗出、苔白、

口渴不引饮等症，自与伤寒者异。

（四）验之之法，伤寒多有变证，温热虽久，在一经不移，以此为辨

叶氏的这段话，承接上文，讲的是温病夹风、夹湿者与伤寒的区别。叶氏提出的鉴别指标是变症的多寡，伤寒变症多，而温病变症少，"在一经不移，以此为辨"。以传变快慢及多寡来区分伤寒与温病，这个标准是难以成立的。伤寒固多变证，有六经传变，有寒化热化两途，每一经尚有经表脏腑的传变，尚有合病、并病、逐经传、直入、兼夹等，变化多端。温病亦多有传变，可一日三变，叶氏前云："温邪则热变最速。"其传变最速，何言"总在一经"？

若叶氏所言指伤寒与湿热之辨，则伤寒多有变证，而湿与温合，湿性黏腻，病情缠绵，传变少，传变慢，所以，以传变速度和多寡来区分伤寒与湿温，尚有可取之处。从原文上下推敲，似应为湿热而非温热。可是叶氏明明说的是"温热"而非湿热。于是推测是讹误，误把湿写成温。但这毕竟是笔者的推测，缺乏旁证，还应以尊重原文为妥。

那么，究竟"温热虽久，在一经不移，以此为辨"如何理解呢？周学海曰："温邪为开，重门洞辟，初病即常兼二三经，再传而六经已毕，故变证少也。"若迅速传遍六经，只能说传变多且快，并非"总在一经"，此说难以成立。

章虚谷云："伤寒先受于足经，足经脉长而多传变。温邪先受于手经，手经脉短，故少传变。"此说亦颇牵强。伤寒除先受太阳之外，亦有直入少阳、阳明及直入三阴者，且每经皆包括手足经，不能以脉之长短定变证之多寡。温病除犯手太阴之外，亦有首犯募原、阳明，以及直入三阴者，并非仅涉手经。以手经短而云传变少，亦难服人。

我们认为，温病的本质是郁热。郁热在里，可在脏在腑，可在气、在营、在血，可上灼、下迫、内窜，临床表现虽各异，然其本质相同，皆为郁热在里。温病初起的温邪犯肺即为热郁于肺，传至气分、营分、血分，亦皆为郁热在里，故云"温热虽久，在一经不移，以此为辨"。

第四条

【原文】

前言辛凉散风，甘淡驱湿，若病仍不解，是渐欲入营也。营分受热，则血液受劫，心神不安，夜甚无寐，或斑点隐隐，即撤去气药。如从风热陷入者，用犀角、竹叶之属；如从湿热陷入者，用犀角、花露之品，参入凉血清热方中。若加烦躁、大便不通，金汁亦可加入。老年或平素有寒者，以人中黄代之，急急透斑为要。

【求索】

（一）前言辛凉散风，甘淡驱湿，若病仍不解

既然按法治之，为何病仍不解？分析其原因，不外四种：邪气盛、正气虚、治疗未善、将息失宜，皆可不解。下面着重讨论治疗问题。

1. 辛凉轻剂是什么

叶氏于第二条曾云："初用辛凉轻剂。"

什么是辛凉轻剂？吴鞠通称桑菊饮是辛凉轻剂，"太阴风温，但咳，身不甚热，微渴者，辛凉轻剂桑菊饮主之"。方用杏仁、连翘、薄荷、桑叶、菊花、桔梗、甘草、芦根。二三日不解，气粗似喘，燥在气分者，加石膏、知母；舌绛暮热甚燥，邪初入营，加玄参二钱，犀角一钱；在血分者，去薄荷、芦根，加麦冬、细生地、玉竹、牡丹皮各二钱；肺热甚者加黄芩。渴者加花粉。此方辛凉轻清，疏达上焦风热，开宣肺气，风温初起轻者宜之。

陈平伯《外感温病篇》第二条云："风温证，身热畏风，头痛咳嗽，口渴，脉浮数，舌苔白者，邪在表也，当用薄荷、前胡、杏仁、桔梗、桑叶、川贝之属，凉解表邪。"

叶天士于《幼科要略·风温》曰："此证，初因发热咳嗽，首用辛凉，

清肃上焦，如薄荷、连翘、牛蒡、象贝、桑叶、沙参、栀皮、蒌皮、花粉。若色苍热盛烦渴，用石膏、竹叶辛寒清散，痧症亦当宗此。若日数渐多，邪不得解，芩、连、凉膈亦可选用。"

雷丰《时病论》辛凉解表法中曰："治风温初起，风热新感，冬温袭肺咳嗽。薄荷一钱五分，蝉蜕一钱（去足翅），前胡一钱五分，淡豆豉四钱，瓜蒌皮二钱，牛蒡子一钱五分，煎服。如有口渴，再加花粉。"

以上所列诸方，大同小异，皆为温病初起之辛凉轻剂。

2. 何以用之不解

已用辛凉之剂，何以病仍不解？这确实是需要探讨的问题。

（1）首先要明确温病初起的性质、病机

温病初起，是温邪上受，首先犯肺，肺气膹郁，其实质是热邪郁肺，属郁热范畴。一个因素是热郁于肺；一个因素是肺气郁窒，气机不通。有热当清，气郁当宣，郁热当透。所以治则为清热透邪，尤以透邪为首务。

欲使郁热外透，必须给邪以出路。郁热外出之路有三：一是向外，热自肌表而散；一是向上，涌而越之；一是向下，引而竭之。若郁热不得透达，必逼热内窜，逆传心包，或顺传阳明、三阴。

以上所列之诸辛凉轻剂，虽疏风热，宣肺郁，但透邪力薄，终不能使郁热透达而解，故而不愈。

（2）郁热重在透，忌寒凉冰伏

有人曾批判叶氏用药过于轻灵，竟步步为营，不能截断扭转传变之势，因而提出加重清解之权重，以期截断扭转。殊不知此乃郁热，过于寒凉，冰伏气机，热更不解，反逼热内窜，须知郁热与燔灼之热有别，火郁发之亦与热者寒之有别。

风温初起，欲截断扭转，不在于清，而在于透。我习用升降散，亦向读者举荐此方。

（3）升降散

杨栗山《伤寒瘟疫条辨》之升降散：白僵蚕（酒炒）二钱，全蝉蜕（去土）一钱，广姜黄（去皮）三分，川大黄（生）四钱。

称准，上为细末，合研匀。病轻者，分四次服，每服重一钱八分二厘五毫，用黄酒一盅，蜂蜜五钱，调匀冷服，中病即止。病重者，分三次服，每服重二钱四分三厘三毫，黄酒盅半，蜜七钱五分，调匀冷服。最重者，分二次服，每服重三钱六分五厘，黄酒二盅，蜜一两，调匀冷服。胎产亦不忌。炼蜜丸，名太极丸，服法同前，轻重分服，用蜜、酒调匀送下。

关于姜黄的分量，按分服之量计，应是三分。蒲辅周老师乃善用升降散者，在《蒲辅周医疗经验》一书中，附列杨氏15方，广姜黄分量是三钱。赵绍琴老师亦善用升降散之名医，姜黄分量亦按三钱使用。吾受老师影响，姜黄比例亦按三钱，疗效堪称满意。因温病本质是郁热，郁热的根本原因在于气机窒塞，所以治郁热的原则是清透，而使邪外达的关键又在祛其壅塞，展布气机。姜黄乃气中血药，行气兼能活血，用以展布气机，其量理应重些，三分似轻，三钱为佳。

杨氏所列升降散73症，皆郁热上灼、下迫、内窜所致，升降散尽皆治之。

①升降散用僵蚕、蝉蜕的意义

升降散以僵蚕为君，辛咸性平，气味俱薄，轻浮而升，善能升清散火，祛风除湿，清热解郁，为阳中之阳。蝉蜕为臣，甘咸性寒，升浮宣透，可清热解表，宣毒透达，为阳中之阳，务使郁热从肌表透达而解。二药皆升而不霸，无助热化燥、逼汗伤阴之弊。

僵蚕、蝉蜕，功在疏透郁热，非为表证之专设，热陷气分、营分、血分，亦皆为郁热，凡郁热皆须透，故邪热虽已深传，僵蚕、蝉蜕仍可用之。观杨氏治温15方，皆用僵蚕、蝉蜕，其意可知。

②升降散用姜黄的意义

温病本质是郁热，热何以被郁？关键在于气机郁滞，郁热外出之路不畅。欲使郁热得以透达于外而解，必须展布气机。姜黄气辛、味苦、性寒，善能行气活血解郁，气机畅达，热乃透发。

③升降散用大黄的意义

大黄苦寒降泄，清热泻火，通腑逐瘀，擅降浊阴，推陈出新。温病乃里有郁热，故用大黄清热泻火，使里热下趋而解。前言郁热外透有三条道，即向外、向上、向下。僵蚕、蝉蜕是透热外达；姜黄行气血而调畅气血，以利郁热外达；大黄降泄，使热下趋。此方实际是给了郁热两个出路，即向外、向下。有两个外出的门，总比一个门要通畅，所以这是升降散优于上述诸辛凉之剂的原因之一。

A. 温病表证阶段用大黄问题

温病初起，表证未解，何以遽用大黄，不虑其引邪入里乎？答曰：温病初起之表证，实乃里之郁热使然，与伤寒邪客肌表不同，虽有表证，实无表邪。表本无邪，何虑引邪入里。只有里热清，表证始解。

B. 邪在卫分用大黄问题

叶氏云："到气才可清气。"大黄治阳明热结，当属气分药，何以温病初起之卫分证亦用之？所谓温病初起的卫分证，实质是温邪犯肺，肺气腠郁，初起即属气分证。所谓卫分证，只是肺气腠郁的一个标象而已。但热不寒属气分证，发热恶寒仍属气分证。既属气分证，当然不忌气分药，故大黄可用。观《临证指南医案》叶氏治风温，即使卫分证未解，亦屡用栀子豉汤，亦不拘于自己所说的"到气才可清气"。

C. 邪犯上焦用大黄问题

吴鞠通三焦治则，强调治上勿犯中下，何以温病初起邪犯上焦即用大黄？曰：吴氏三焦治则，貌似法度森严，实则失之胶柱，脱离实际。温邪所犯，充斥内外，何以局限于上焦，而与中下二焦毫无干系？温病始终以气分为主要病变环节，故有些医家强调，阳明为成温之渊薮，非清即下，非下即清，主以白虎、承气二法。

肺与大肠相表里，经络相连，气化相通。泻大肠，使肺热下趋，正是为肺之郁热另开一条外透的路径。升降散用大黄，正合此理，有何不可？把治上勿犯中下当成戒律，画地为牢，总缘对温病郁热在里之本质认识不深，不敢始病即率尔撤其里热，以致层层设防，步步退却，仍未脱治上勿犯中下之禁锢，唯恐引邪深陷。还是杨栗山说得透彻，曰："伤寒以发表为先，温病以清里为主，此一着最为紧要关隘。若囿于先解其表，乃攻其里，此大谬也。"

D. 温病下利用大黄问题

大黄为治热结阳明之主药，有燥屎而大便硬，或热结旁流，大黄为必用之品。若温病初起，尚无热结，或伴下利，升降散中大黄还用否？曰：仍当用。大黄非专为燥屎而设，有以清热而用者，有以解毒而用者，有以祛瘀逐痰而用者，有以降泄肺胃而用者。

温病下利，乃里热下迫所致。其利，色当褐，味臭秽，或如酱，或如藕泥，或脓血杂下，或如烂肉；可日下数行、数十行乃至百余行。撤其里热，下利自止，非必下症悉具方下之，故有"温病下不嫌早之说"。何谓早？温病初起即可下，卫分未解即可下，邪在上焦即可下，下征未具即可下，此即"下不嫌早"。皆因温病本质是郁热，温病初起即属郁热。

既为郁热，总要给热以出路。使热外透，乃出路之一；使热下趋，亦为出路。升降散既可使热外透，又可使热下趋，给邪以两个透解之路，总比桑菊饮、银翘散等给邪一个出路为佳。故辛凉轻剂诸方中，吾首推升降散。征之临证，升降散亦确如所期，疗效迅捷、确切。

④升降散加减

温病由于郁热程度、兼夹邪气、邪袭病位、正气强弱等诸多不同，因而应用升降散时，尚须依据具体情况，灵活加减。

兼湿遏热郁者，加茵陈、滑石、佩兰、菖蒲等；温邪袭肺者，加栀子、豆豉、连翘、薄荷、牛蒡子等；夹情志怫逆致热郁者，加玫瑰花、代代花、绿萼梅、川楝子等；夹瘀致郁者，加赤芍、牡丹皮、桃仁、红花、紫草等；夹痰蕴阻者，加瓜蒌、川贝、黛蛤散、杏仁、竹沥等；夹食积者，加焦三仙、鸡内金、炒枳壳、焦槟榔等；兼阳明腑实者，加芒硝、枳实等；热郁重者，加石膏、知母、黄芩等；热郁津伤者，加芦根、天花粉、石斛等；气血两燔者，加石膏、知母、黄芩、水牛角、生地黄、牡丹皮、赤芍等；热郁兼气虚者，加西洋参、生黄芪、玉竹、山药等；肝经郁热上扰者，加龙胆草、栀子、石决明、桑叶、菊花、苦丁茶等。总之，加减颇多，应用甚广。

（4）新加升降散

余用升降散，恒加栀子7g、豆豉10g、连翘15g、薄荷4g，助其清透之力，名之曰新加升降散。

①加栀子、豆豉，乃受叶天士治风温诸案之启发

《临证指南医案·风温》共10案，用栀子豉汤者居其半。何也？缘上焦心肺所居，包括卫气营血各个传变阶段。上焦气机畅达，则郁伏之热可透达于外而解；若气机窒塞，则逼热入营，出现逆传心包。所以，解决好气分郁热至为关键。栀子豉汤辛开苦降，为宣泄胸膈郁热之主方。症见虚烦不得眠、反复颠倒、心中懊侬，已露热入心营之端倪；胸中窒、心中结痛，乃气机窒塞不通，此时若不急予宣畅气机，必逼热入营，出现心中愦愦、谵语、烦躁不得眠、怵惕，甚至神昏谵语或狂躁，乃热已入营，此时仍当透热转气，使已陷之营热，透转气分而解。升降散加栀子豉汤增其宣泄郁热之力。

栀子豉汤乃吐剂，仲景云："得吐者，止后服。"临床用之，得吐者解，但毕竟吐剂有因而越之的功效，给郁热以从上出的门径。桑菊饮温邪外透，只一个外出之门；升降散既外透又下泄，给热邪外达两个出路；新加升降散则外透、下泄、上越，是三个出路，更利郁热外透，所以透热性能更优。

②加连翘者，受张锡纯之启发

连翘解心经热结。热陷心营则心经热结，正是连翘之所治。张氏称赞连翘"升浮宣散，流通气血，治十二经血凝气聚""治外感风热，用至一两，必能出汗，且发汗之力甚柔和，又甚绵长"。张氏"曾治一少年风温初得，俾单用连翘一两煎汤服，彻夜微汗，翌晨病若失"。余取其清热解毒，入心经且散热结，升浮宣散，透热外达。

③少加薄荷者，取其辛凉宣散，疏风热外达

凡郁热者，不论外感内伤、内外儿妇各科，余皆以此方化裁，颇觉得心应手。

平脉辨证温病求索（第二版）

（二）是渐欲入营也。营分受热，则血液受劫，心神不安，夜甚无寐，或斑点隐隐

从这段话中，可提出几个问题：一是入营的因素是什么？二是入营的途径有几种？三是入营的标准是什么？四是为何逆传心包？

1. 入营的因素

（1）正虚

热邪之所以能内陷心营，取决于正气与邪气两个因素。

《素问·刺法论》曰："正气存内，邪不可干。"

《灵枢·本脏》曰："五脏皆坚者，无病。"

此言正气足，则邪不可干。若正气虚，则邪气干之。

《素问·评热病论》曰："邪之所凑，其气必虚。阴虚者，阳必凑之。"心营不足，阳热得陷，致成热入心营之证。此心营不足，可为素体心营不足，亦可因热灼心营而心营不足，致热陷心包。

（2）邪盛

气机不畅，温邪内郁，不能外达，必上灼、下迫、内窜。逼热入营，则热陷心包。

温热之邪可夹风、湿、瘀、痰、气滞、热结、食积等，相互搏结，邪更得陷。

2. 入营的途径

按通常的讲法，入营有逆传、顺传两类，实质无论顺逆，皆是由气传营，无顺逆之分。温热之邪尚可不经传变而直入三阴，当然包括直入心包者。所以，临床不必拘于顺逆传变，当"观其脉证，知犯何逆，随证治之"。

3. 入营的标准

心包为心之宫城，代心行令，代心受邪。

热陷心包，属营分证，亦称热入心营。

入营的表现，叶氏于第4条云："营分受热，则血液受劫，心神不安，夜甚无寐，或斑点隐隐。"于第21条云："再论其热传营，舌色必绛。"《温病条辨·卷一》第16条曰："必神昏谵语。"《温病条辨·卷一》第17条

曰："邪入心包，舌謇肢厥。"

综上所述，逆传心包的标准有五：①灼热肢厥。②舌绛，或舌謇。③脉沉细数躁急。④神志改变可程度不同，见烦躁、不寐、谵语、神昏。⑤斑疹隐隐。

其中前4条为主要见症。

4. 为何逆传心包

温病的本质是郁热，且温邪初起，邪犯于肺，肺气膹郁，病在气分，卫分证只是肺气膹郁的一个标象而已。故而，卫分证不是一个独立的传变阶段，此一论点于拙著《温病求索》中已详论。

热何以郁？关键在于气机窒塞不通。六淫、七情、内生五邪及正气虚馁，皆可造成气机不通，使火热不得外达而成郁热。郁热不能外透，必上攻、下迫、内窜，引起广泛病变。温病之卫气营血各个阶段，只要有热邪存在，其本质皆属郁热。

温邪上受，首先犯肺，肺气膹郁。肺主气，气机窒塞，郁伏于肺之热邪不得外透，逼热入营，更内窜心包，而现上述症状。且心肺同居上焦，紧密相邻，尤更逆传心包。

（三）营分受热，则血液受劫

营分受热，本当营阴受劫，何言血液受劫？营与血是什么关系？

《灵枢·邪客》曰："营气者，泌其津液，注之于脉，化以为血。"

《素问·痹论》曰："营者，水谷之精气也，和调于五脏，洒陈于六腑，乃能入于脉也，故循脉上下，贯五脏，络六腑也。"

《灵枢·决气》曰："中焦受气取汁，变化而赤，是谓血。"

《素问·五脏生成》曰："诸血者，皆属于心。"

脉乃血之府，血行脉中，营亦行于脉中。可知脉中既有血，又有营。二者有何区别？营注于脉中，变化而赤者谓血，未变赤者谓营，二者皆循脉上下，贯五脏，络六腑，营养全身。营血紧密相关，故曰举血可以赅营，营血并称。所以，叶氏云"营分受热，则血液受劫"。可见，营血同源，且于温病中，二者并无严格区分。所以，笔者在《温病求索》中提

平脉辨证温病求索（第二版）

88

出，营血属同一传变阶段。

可是叶氏于第 8 条中提出"大凡看法，卫之后方言气，营之后方言血"，且"前后不循缓急之法，虑其动手便错"。仿佛卫气营血的先后次序是很严格的，营之后方能言血，若不依此序施治，动手便错。

卫气营血理论乃叶氏温病理论体系的核心，已被学界奉为铁的定律，并推到中医经典的高度，吾却斗胆提出质疑，并于《温病求索》中阐明温热病传变，只有气与血两个阶段，并非卫气营血四个阶段。叶氏于本条中所说的"营分受热，则血液受劫"，亦佐证了营血属同一传变阶段。

血分证，是在营分证的基础上出现动血。其实营分证，已然有动血、血瘀的病理改变，"斑疹隐隐"即动血之轻者；舌绛者，血行已泣。营分证既有热盛动血，又有血行瘀泣，与血分证只是症状轻重程度有异，并无本质的区别。故营血并称，属同一传变范畴。

（四）如从风热陷入者，用犀角、竹叶之属；如从湿热陷入者，用犀角、花露之品，参入凉血清热方中

从风热陷入者，即前云"温邪夹风"，亦即风温，陷入营分。此时治疗原则当清营热，透转气分而解，主以清营汤。犀角咸寒，清心热，且凉而不遏，解毒辟秽，透邪外达，既凉且透，恰合清营透邪之旨，乃热入心营之无上妙品。惜已禁用，今以水牛角 10 倍代之，终不如犀角之效佳。竹叶清心利小肠，引心热从下而出。叶氏所列犀角、竹叶二药，仅举例而已，示人以清营透邪之法。清营汤已含此药、此法。

从湿热陷入者，或为温热夹湿，或为暑温夹湿，或湿热化热化燥入营。若纯入营分者，其舌纯绛鲜泽，必湿已化热化燥，湿邪已无；若热虽入营，湿邪仍存，乃属气营同病，当清营化湿透热；若热已入营，而余湿未净者，可按叶氏之法，加清泄芳化之品，如花露等，稍兼芳化可也。

（五）若加烦躁、大便不通，金汁亦可加入。老年或平素有寒者，以人中黄代之

若热入营，又见烦躁、大便不通者，乃热毒壅结，可直用大黄、玄明粉祛其热结，炀灶减薪。金汁、人中黄功用同，皆性寒凉，大解五脏毒热，通下之力逊。

（六）急急透斑为要

关于急急透斑问题，医家多相互因袭，认为斑出为邪气外透，是病情好转的表现。据余管见，麻疹是必须透的。疹出者，是疹毒外透的表现，故《医宗金鉴》云："疹宜发表透为先。"其他如暴发型流脑、败血症、再生障碍性贫血、白血病等血液病，流行性出血热、钩端螺旋体病等，斑出愈多，病情愈恶化，有的瘀斑迅速扩展，融合成片。有时为给瘀斑做个标记，用笔将瘀斑圈起来，第一个圆圈还未画完，旁边又涌现出几个瘀斑，简直连画圈都来不及，造成脏器迅速衰竭、死亡。至于猩红热、丹毒、斑疹伤寒等，斑疹的出现，是临床的自然表现，并不存在刻意透斑的问题，且斑出也未必病情缓解。由此可见，"急急透斑为要"不能作为热陷营血的一条法则，要慎重对待。很多斑出都是由于热毒深重，是弥漫性血管内凝血造成的。

陈光淞云："透斑之法，不外凉血清热，甚者下之，所谓扬灶减薪，去其壅塞，则光焰自透。"汪日桢曰："急急透斑，不过凉血清热解毒。"清热凉血符合病机，可清透深陷营血之热毒。但清透的结果，不是使斑透达于外，反而是使瘀斑消散，并无"透斑"的作用。只有在麻疹中，由于瘀热重，疹色紫暗而疹出不齐，此时用清热凉血散血之法，可使疹变红活且透齐。若血热发斑，清热凉血，是消斑而非透斑。

既然瘀斑越多，标志营血热毒越重，病情越恶化，那么"急急透斑"又当如何理解呢？我认为这是指刮痧放血一类的疗法，刮出紫点紫斑，使气血疏达，毒热透散，这是治疗急性热病的一种有效方法，且起效迅速。

第五条

【原文】

若斑出热不解者，胃津亡也，主以甘寒，重则如玉女煎，轻则如梨皮、蔗浆之类。或其人肾水素亏，病虽未及下焦，每多先自彷徨。此必验之于舌，如甘寒之中加入咸寒，务在先安未受邪之地，恐其陷入易易耳。

【求索】

（一）若斑出热不解者，胃津亡也，主以甘寒，重则如玉女煎，轻则如梨皮、蔗浆之类

1. 为何"斑出热不解"

若认为斑出是邪透，热应衰，病应好转，何以热仍不解？显然斑出并非皆为佳兆，反而是病情恶化的表现。可见叶氏于临床上，也并非没遇到斑出热不衰、病不减者的情况，并不像有些注家说的"斑出邪透"云云，衍文敷义而已。

斑出热不解的原因，不外是邪盛、正衰两端。邪盛者，以清透为要。透，就是祛除壅塞，展布气机，使邪热外达之路通畅。前已论及，邪热外达之路有三：一为向外，透达肌肤而解；一为向下，使热下泄；一为向上，因而越之。如前条"若加烦躁，大便不通，金汁亦可加入"，未能断然用芒硝、大黄下其热结，仅用金汁清之，似有不足。须知阳明为成温之渊薮，非下即清，非清即下，畏而不下，致热迫血妄行而发斑。此斑乃热迫所致，何言邪透，故"斑出热不解"者，里势然也。

2. 正虚

既已凉血清热，热仍不解，乃胃津亡也。经云："寒之不寒，是无水也。"辨证当从阳求阴，从阴求阳。今寒之不寒，热仍亢盛，乃阴不制阳，或独阳无阴，胃津亡矣。当清热凉血之中，加滋水生津之品，如玉女煎法，石膏伍以地黄，滋清同用；吴鞠通加减玉女煎为擅用玉女煎法者。又如清营汤，含增液汤，亦清滋同用。

轻者，用梨皮、蔗浆，当为大病已去、余热未净的食疗调养法。

（二）或其人肾水素亏，病虽未及下焦，每多先自彷徨

肾水素亏，当有其相应临床表现，如骨蒸潮热、五心烦热、心烦少寐、头晕耳鸣、心绪不宁、颧红唇红、心悸不安、腰膝酸软、脉细数、舌

红等。

肾水素亏，水不制火，阳亢无制，且阴虚者，阳必凑之，温热之邪易陷少阴。水亏火旺，病必重笃，病者惧之而彷徨，医者怵之而彷徨。

（三）必验之于舌，如甘寒之中加入咸寒，务在先安未受邪之地，恐其陷入易易耳

1. 必验之于舌，如甘寒之中加入咸寒

水亏火旺者，其舌当光绛而干或痿。治当甘寒清热，如犀角白虎法、白虎加地黄法，或金银花、连翘、金汁、竹叶等皆可加之；咸寒清热滋水，如生地黄、玄参、龟甲、阿胶之类。

2. 务在先安未受邪之地，恐其陷入易易耳

（1）先安未受邪之地，是积极的治未病思想，具有重要意义。

中医的预防思想有两个要点：一是未病防病；二是已病防变。已病防变，要把握病势，是中医预防思想的特色。

（2）如何确定未受邪之地？譬如阳明热盛，尚未传五脏，那么五脏都属未受邪之地，理当皆安之。事实上，不可能皆安之，而且也无法皆安之。如温邪可入厥阴，欲安厥阴这块未受邪之地，是清肝热还是理肝气，是滋肝阴还是益肝气，是补肝血还是温肝阳？不知当如何安此未受邪之地。

其实，先安未受邪之地，是把握病势的问题，要根据临床具体辨证，判断病势趋向。如"知肝传脾，当先实脾"，必有脾虚之表现，或有脾虚之苗头，此时当先实脾，防肝传脾，若脾不虚，则无须实之。又如，温热之邪易传少阴，倘肾不亏，则不必用甘寒、咸寒滋水法。

未受邪之地是否需要安，全凭具体辨证来判断，而不能仅凭理论的推导来用药。如五行之中，任何一行有病，按理论，都有母子传变及所胜所不胜的传变，这样，就像多米诺骨牌效应，一脏病，则他脏皆病。事实上并非如此，临床还须具体辨证，理论的推导不能代替具体辨证。

遗憾的是这种现象却普遍存在。如谈到老年病，常称此为本虚标实。其实老年病属实者多矣，没有辨证，怎么就能得出本虚的结论，怎么就能得出标实的结论？把理论当成了教条，使活泼的辨证变成了僵死的套路，实不可取。中医也需要反对教条主义、本本主义。

第六条

【原文】

若其邪始终在气分流连者，可冀其战汗透邪，法宜益胃，令邪与汗并，热达腠开，邪从汗出。解后胃气空虚，当肤冷一昼夜，待气还自温暖如常矣。盖战汗而解，邪退正虚，阳从汗泄，故渐肤冷，未必即成脱证。此时宜令病者安舒静卧，以养阳气来复。旁人切勿惊惶，频频呼唤，扰其元神，使其烦躁。但诊其脉，若虚软和缓，虽倦卧不语，汗出肤冷，却非脱证；若脉急疾，躁扰不卧，肤冷汗出，便为气脱之证矣。更有邪盛正虚，不能一战而解，停一二日再战汗而愈者，不可不知。

【求索】

此节主要论战汗。

（一）何谓战汗

在原发病的基础上，先战而后热，继之汗出者，谓之战汗。战汗是发汗法的一种特殊形式。战汗，从来都认为属于温病范畴，实则伤寒与杂病皆有战汗。

（二）战汗的机理

战汗的机理有二：邪实正气被遏，不能与邪奋争而祛邪；或正气虚馁，无力祛邪，待邪挫或正复，正气与邪奋争而战汗。

1. 邪实

邪气阻遏，表里之气不通，待溃其邪，挫其势，表里气通，正气奋与邪争，出现战汗。

湿热秽浊之气稽留气分，阻遏募原，表里之气不能通达，待溃其募原之邪，挫其邪势，表里之气得通，正气奋与邪争乃发战汗。此即叶天士所云："若其邪始终在气分留连者，可冀其战汗透邪。"又云："再论气病有不传血分，而邪留三焦，亦如伤寒中少阳病也。彼则和解表里之半，此则分消上下之势，随证变法，如近时杏、朴、苓等类，或如温胆汤之走泄。因其仍在气分，犹可望其战汗之门户，转疟之机括。"

《伤寒论》第94条曰："太阳病未解，脉阴阳俱停，必先振栗汗出而解。但阳脉微者，先汗出而解；但阴脉微者，下之而解。若欲下之，宜调胃承气汤。"脉阴阳俱停，非停止之谓，意同脉单伏或双伏。阳脉微者，乃阳脉伏；阴脉微者，乃阴脉伏。脉伏乃邪闭使然，邪闭于阳者，当汗而解之；邪闭于阴者，当下之，使邪气松动，正气奋与邪争，战汗而解。

叶氏云："法当益胃，令邪与汗并，热达腠开，邪从汗出。"法当益胃，乃扶正之意。胃虚者补之，胃实者泻之，皆为益胃。胃乃六腑之一，以降为顺，以通为补。凡能使胃气降者，皆为益胃。胃气虚者益其气；胃阴虚者养其阴；湿热壅遏而胃不降者，辛开苦降，分消走泄；气滞者，理气降逆；胃实者，苦寒降泄，皆为益胃。仲景以调胃承气汤下之，当属益胃之一法，解其邪缚，正气得伸，正邪剧争，可战汗而解。

太阳病未解，可见战汗；少阳病未解，可蒸蒸而振见战汗；阳明病未解，下之可战汗。可见，三阳证皆可战汗。温病邪伏募原，以达原饮溃其伏邪，表里气通，邪正相争而战汗。邪气久羁，留恋气分者，亦可冀其战汗透邪，法宜益胃，令邪与汗并，热达腠开，邪从汗出。

2. 正虚

气血虚者，正邪相搏，正虚无力祛邪，亦可战汗而解，如《伤寒论》之小柴胡汤。少阳证本质为半阴半阳，半虚半实。少阳主枢，为阳经之枢，乃阴阳出入之枢，少阳介于阴阳之间，出则三阳，入则三阴，故少阳病为半阴半阳证，它是疾病性质的概念，而不是疾病部位的概念。这在《伤寒论》第97条说得很明确，曰："血弱气尽，腠理开，邪气因入。"血弱气尽乃正气虚，邪气因入乃邪实，故少阳病为半虚半实证或半阴半阳证。邪正交争而相持，予小柴胡汤，人参、生姜、甘草、大枣益胃气，柴胡、黄芩祛邪气，半夏交通阴阳。邪气挫，正气长，正气与邪奋争，可蒸蒸而振，汗出乃解。此即《伤寒论》第101条所云："复与柴胡汤，必蒸蒸而振，却复发热汗出而解。"蒸蒸而振，发热汗出者，此乃战汗之轻者，《景岳全书·伤寒典·战汗》曰："若其人本虚，邪与正争，微者为振，甚者为战。"振与战，皆战汗，然有轻重之别。

《温病条辨·下焦篇》第19条之战汗，即属阴液虚者，曰："邪气久羁，肌肤甲错，或因下后邪欲溃，或因存阴得液蒸汗，正气已虚，不能即出，阴阳互争而战者，欲作战汗也。复脉汤热饮之，虚盛者加人参，肌肉尚盛者，但令静，勿妄动也。"此即阴虚邪羁而战者。

（三）战汗的临床表现

战汗，是在温病、湿温、伤寒、内伤杂病的基础上，邪气久羁不去，待挫其邪势，或扶其正气，正气与邪奋争，忽而出现肢冷、肤冷、寒战、脉单伏或双伏，甚至唇甲青紫。正气蓄极而发，奋与邪争，继而发热汗出，此即战汗。

（四）战汗的转归与调养

战汗后，可见三种转归：

一为战汗后，邪盛正虚，不能一战而解，停一二日，再战或三战而解者。

二为战汗后，正盛邪祛，汗出身凉，脉静者，此为佳象。正如叶天士所云："宜安舒静卧，以养阳气来复。旁人切勿惊惶，频频呼唤，扰其元神。但诊其脉，若虚软和缓，虽倦卧不语，汗出肤冷，却非脱证。"可糜粥以自养，则胃气渐复。

三为战汗后，"若脉急疾，躁扰不卧，肤冷汗出，便为气脱之证矣"。

如何判断战汗后的脱证与邪退正虚的一时虚象？判断的关键在于脉诊，此即叶氏所云："但诊其脉，若虚软和缓，虽倦卧不语，汗出肤冷，却非脱证；若脉急疾，躁扰不卧，肤冷汗出，便为气脱之证矣。"

叶氏指出"但诊其脉"，非常重要。通观《叶香岩外感温热篇》，叶氏论舌占很大篇幅，而论脉寥寥。叶氏乃大家，脉诊亦颇具造诣，观《临证指南医案》可知。此条言"但诊其脉"，一个"但"字，实为点睛之笔，可见对脉诊的倚重。

脉贵和缓，缓为有神、有根、有胃气的表现。在温病过程中，脉若和缓，是邪退正复的表现。仲景云："脉静者为不传也。"静即和缓。虽经战汗，出现倦卧不语，汗出肤冷，脉亦虚软，只要脉有和缓之象，便非脱证，只不过汗泄之后，一时正虚未复之象，只需安舒静卧，糜粥自养，则正气渐复，无须惊惶。

"若脉急疾，躁扰不卧，肤冷汗出，便为气脱之证也。"仲景云："脉数急者为传也。"《内经》称之为躁脉，急疾、数急、躁，三者意同。

脉急疾，可见于两种情况：一是阴虚阳亢，或独阳无阴，其脉数急。《内经》云："汗出而脉尚躁盛者死。""有病温者，汗出辄复热，而脉躁数，不为汗衰，狂言不能食……名阴阳交，交者死也。"阴阳交者，即阴阳交互为病，独阳无阴，阳亢无制，阳亢烁阴，阴液愈竭，故脉躁盛，当躁急有力。若脉虽急疾，然按之无力，却是阳气虚衰或亡阳。正虚，奋力鼓搏以自救，致脉数，且愈虚愈数，愈数愈虚。

《濒湖脉学》论数脉云："实宜凉泻虚温补。"数而有力者为实，当与寒凉泻火；若数而无力，乃虚寒之象，当予温热之剂益气温阳。同为数脉，一用寒凉，一用温热，乃霄壤之别，全在沉取有力无力以区分之。叶氏所说的气脱之证，脉当急疾按之无力。临床上，伤寒、温病、杂病的病程中，皆可有战汗，尤以温疫为多见，故吴又可曰："温病解之以战。"

何以战汗以温疫多见？因温疫感受疫疠之气，即天地之间秽浊之气、不洁之气、杂气。以六淫归类，当属湿热交混的秽浊之气。疫疠初起，邪伏募原，居半表半里之间，内近胃腑，外近肌肉，表里之气阻隔，其邪尚居气分，可冀其战汗透邪。治当开达募原，溃其伏邪，挫其邪势，疏达气机，使表里气通，正气出与邪战，常以战汗而解，故战汗以温疫多见。

温病之战汗论之者多，伤寒战汗论之者少，内伤杂病论之者无，余谓内伤杂病亦可见战汗。内伤杂病中，可因邪气久羁，正气被缚或正虚而无力驱邪，待正蓄而强，或邪势挫，正气得伸，则奋与邪争，亦可见战汗。特举 1 例以证之。

尚某，男，40 岁，工人。1965 年 2 月 12 日诊。

咳喘气短 3 年余，至冬则重。十几日前，因抬重物而喘剧，胸痛窒闷，时感恶寒，不欲饮食，口中流涎如涌泉，动辄气短心悸，呼吸浅促气急，犹跑百米之状。脉弦细无力，舌尖稍红苔白。

笔者以恶寒无汗而喘急，认为是外感引发伏饮，予小青龙汤 2 剂，病有增无减，反喘喝欲脱，脉沉细而弱。忆张锡纯升陷汤，治大气下陷，脉虚胸窒，喘促气短难续，颇似此证，改用升陷汤治之：

| 人参 6g | 生黄芪 15g | 知母 6g | 桔梗 6g |
| 升麻 6g | 柴胡 6g | 甘草 6g | |

2 月 17 日诊：昨夜服药后，寒战烦躁，盖被出汗后，顿觉胸中豁然，气短显著减轻。继予升陷汤 3 剂而安。因遗有胸痛，舌苔黄腻，改用升阳益胃汤加减，方中有陈皮、川厚朴，又觉气短难续而喘。知其大气未复，不耐行气破散，又改从前方 6 剂，诸症皆除。

按：此案素有哮喘夙根，寒饮内伏，元气本衰，兼以抬重物努责伤气，致大气下陷，气短难续，气不摄津而涎如泉。复用青龙汤散之，其气更虚，故病转剧。

服升陷汤后，战而后汗者，乃战汗也。战汗多见于温病，而内伤杂病见战汗者，实属罕见。此案服升陷汤而战者，当为大气复，正气与邪奋争而战汗。

三诊因苔腻加陈皮、厚朴行气化浊。因大气始复未盛，不堪行散，故又气短。健壮之人，常橘皮泡水代茶饮；而正气馁弱之人，虽陈皮亦足以伤气。吁，重病之人，用药必丝丝入扣，来不得半点差池。

第七条

【原文】

再论气病有不传血分，而邪留三焦，亦如伤寒中少阳病也。彼则和解表里之半，此则分消上下之势，随证变法，如近时杏、朴、苓等类，或如温胆汤之走泄。因其仍在气分，犹可望其战汗之门户，转疟之机括。

【求索】

本节论温邪夹痰湿而邪留三焦之证治。

（一）再论气病有不传血分，而邪留三焦

叶氏把温病的传变分为卫气营血四个阶段，按说，气病未传血分，还可能传营分，为什么不提传营，仅提气分与血分呢？卫分证，是气分证的标象而已；举血可以赅营，营血并称，所以温病只有气血两个传变阶段，而不是卫气营血四个阶段。本条气病不传血分，而邪留三焦，三焦病变，归气分所辖，其邪仍属气分。由此可知，温病非气即血，非血即气，只有气血两个传变阶段。

（二）亦如伤寒中少阳病也

邪留三焦，与《伤寒论》之少阳病是不同的，把二者并列欠妥。

《伤寒论》之少阳证，属半阴半阳、半虚半实证。"血弱气尽"，是少阳病半虚、半阴的一面；"邪气因入"是少阳证半实、半阳的一面。且少阳为三阳之枢，是阴阳出入之枢，出则三阳，入则三阴，少阳处于阴阳交界之处。正虚则转为三阴证；正气强，则逐邪外出三阳。所以《伤寒论》之六经排序，少阳在太阳、阳明之后，三阴之前。小柴胡汤的实质是扶正祛邪，人参、生姜、甘草、大枣扶正，是针对其半阴半虚的一面；柴胡、黄芩祛邪，是针对其半阳、半实的一面，半夏交通阴阳。小柴胡和解表里之实质是清解少阳郁热，补脾胃之虚，故曰和解表里之半。

平脉辨证温病求索（第二版）

《伤寒论》第148条所云少阳证"必有表，复有里也""半在里，半在外也"，明确指出少阳证分两半，一半在表，一半在里。表为何？假如少阳病作为居于太阳与阳明之间来讲，则外指太阳，内指少阳，这是太少合病，治当太少两解，方以柴胡桂枝汤主之。

而少阳病本证是主以小柴胡汤，并未加桂枝汤，故知少阳病在外的一半，并非太阳。若外指阳明，则为少阳阳明合病，应主以大柴胡汤。大柴胡汤证正是少阳热化转实，且外传阳明腑实，乃少阳之变证，故用芒硝、大黄，可下。

而少阳本证禁下，不得加入泻下之芒硝、大黄，故知少阳病在外的一半，非指阳明。既不在太阳，又不在阳明，此半在外之外，乃指少阳，为少阳热结。

里指何？乃指少阳病半虚半阴的一面。腑为阳，脏为阴；表为阳，里为阴。三阳经主阳盛，三阴经主阴寒。少阳病虚寒的一半属阴证，所以半在里之里，应指三阴经。但三阴经有厥阴、少阴、太阴之分，里指何经？太阴为三阴之首，当指太阴。所以少阳病的本质，是由少阳热结与太阴虚寒两部分组成，此即"半在里，半在外也"。

湿热之邪尚恋三焦，属实证，有别于少阳证的半阴半阳、半虚半实。其病位，与邪伏募原同，外近肌肉，内近胃腑，居太阳与阳明之间。太阳为表，阳明为里，故邪留三焦属半表半里证。少阳证之半表半里指疾病性质而言，邪留三焦指病位而言。

三焦的概念有三：一指水道，二指部位，三指元气通行之通道。本条之邪留三焦，是三焦的三个概念皆涵盖。表为上焦心肺气窒；中焦脾胃升降悖逆；下焦肝肾气化不利，水道不通，原气不行。邪留三焦，所涉脏腑广且病变多，传变亦繁。

据上述可知，邪留三焦与伤寒之少阳证，病邪不同，病性有别，病位相殊，治则互异，故将二者比类齐观，是欠妥的。

（三）彼则和解表里之半，此则分消上下之势，随证变法，如近时杏、朴、苓等类，或如温胆汤之走泄

1. 分消上下之势

凌嘉六《温热类编》曰："分消等法，是三焦湿温之治，而于风温不合，恐反泄津致燥也。"明确指出，分消之法是针对湿温证的治则。

《临证指南医案·湿》李案云："分消，此分字，明明为分解之意。"

为什么要分解呢？因湿与热合，相互掣碍，热蒸则湿横，湿遏则热炽。使湿与热相分，则湿去热孤，热则得清透而解。

如何分呢？湿与热合，湿为阴邪，法当温化；热为阳邪，法当清解。治之，当温清并用，两相兼顾。设湿热各半，此时当先泄湿透热，以化湿为主，清热次之，余常化湿占七成，清热占三成。化湿之中，温化不除，亦常加辛热，如干姜、附子。半夏泻心汤乃治湿热中阻之祖方。阴阳相交谓之泰，阴阳不交谓之否。心下痞，乃阴阳不交也。

误下脾伤，升降失司，水饮停蓄于中。阳不降，积于上而为热；阴不升，积于下而为寒，于是寒热错杂，阴阳不交，痞塞不通。人参、甘草、大枣培中，复其升降之职，黄芩、黄连清热，干姜温阳化湿，半夏交通阴阳，此亦分消之法。

叶氏所列之杏、朴、苓等类，宣上、畅中、渗下，亦分消上下之法，是针对湿重且蕴阻三焦者。《临证指南医案·湿》中，有十几例湿蕴三焦者，皆以分利法治之，可参。如"冯案，舌白头胀，身痛肢疼，胸闷不食，溺阻，当开气分除湿"，方用飞滑石、杏仁、白蔻仁、大竹叶、炒半夏、白通草。吴鞠通所立之三仁汤，其义本此。

2. 随证变法

湿热虽留恋气分，阻遏三焦，然亦多变。湿热有寒化、热化两途，寒化则成寒湿，热化则化热伤津化燥。湿热相合者，亦有湿重于热、湿热并重、热重于湿者。且湿热尚有在上、在中、在下、在经络、在脏腑等不同。虽大法当分消走泄，然其变证不同，又当随机变法，不可囿于分消而固守成法。故叶氏特意强调"随证变法"，亦谨守病机之谓。

（四）因其仍在气分，犹可望其战汗之门户

三焦属少阳，位居半表半里；募原者，内近胃腑，外近肌肉，亦半表半里。邪在表里之间，阻隔气机，正气不能外达以驱邪外出。待分消走泄或开达募原，挫其邪势，疏畅气机，正气出，奋与邪争，则发战汗。故曰："犹可望其战汗之门户。"

（五）转疟之机括

转疟一词，许多注解皆衍文敷义，解为转成疟疾。如章虚谷曰："开战汗之门户，为化疟之丹头。"王孟英曰："至转疟之机括一言，原指气机通达，病乃化疟，则为邪杀也。"孟氏释为："或正胜邪却转成疟状而趋向痊愈。"

本为邪留三焦，待转成疟状，病就减轻好转吗？非也。疟分多种，所以命其曰疟，乃因其伤人酷疟，乃命之曰疟。今分消走泄，且得战汗，本为正盛邪退之征，何反言转为伤人酷疟之疟证？于理不通。余以为转疟，是转变邪气羁留三焦酷疟之苦，病入坦途或向愈，非转成疟疾。若果转成疟疾，只能说病趋重，而不是向愈。

兹举叶氏医案以证之。《临证指南医案·暑》曰："某，四一，诊脉弦，午后恶寒似热，不饥，溺涩短赤，暑热炎蒸，外袭肺卫，游行三焦，致气分窒痹而然。当用和法，宜薄滋味，庶杜疟患。"暑必夹湿，此案亦湿热蕴于三焦。分消走泄，亦属和法。用和法的目的，是杜转疟患，而不是促其转成疟状。据此案可知，分消走泄是解其邪气留恋三焦之酷疟，而不是促其转成疟疾。

第八条

【原文】

大凡看法，卫之后方言气，营之后方言血。在卫汗之可也；到气才宜清气；乍入营分，犹可透热乃转气分而解，如犀角、元参、羚羊角等物。

叶天士温热论求索

101

入血就恐耗血动血，直须凉血散血，如生地、丹皮、阿胶、赤芍等物是也，否则前后不循缓急之法，虑其动手便错，反致慌张矣。

【求索】

本条中，叶氏提出了温病的传变规律和治疗大法，此乃叶氏温病理论体系的核心。

对于温病传变过程中各个阶段的划分，历代温病学家提出了不同见解，主要有吴又可的九传学说、叶天士的卫气营血传变、吴鞠通的三焦传变、柳宝诒的六经传变、薛生白的正局与变局传变、杨栗山的气血传变等，见仁见智，各有所长，但又各执一说，使后人莫衷一是。究竟应如何认识温病的传变规律？

（一）温病传变阶段划分的目的和原则

1. 目的

整个温病的传变过程，千变万化，纷纭繁杂。当其变化过程中出现质的改变及相应的治则改变，则划分为不同传变阶段，便于提纲挈领地掌握温病的传变规律，以指导临床实践。

2. 原则

温病传变阶段的划分，都必须遵循这样一个共同原则：即当温病在传变过程中，出现不同质的变化，且治则亦发生相应改变时，此时才可划分出不同的传变阶段。同一质的改变，其症状亦可有很多不同，但这些改变，仅是量的改变，就不能划为一个独立的传变阶段。

临床上总不能根据症状的千差万别，而划分为千万个传变阶段吧，那样也就失去了划分传变阶段的意义。如气分证，有热郁在肺、在胃、在胆、在肠等不同，但其本质相同，治则相同，则统归之于气分证。本书在评价各家传变理论时，即根据这一原则作为标准。

（二）对各家传变规律的评价

1. 吴又可的九传学说

《温疫论·统论疫有九传治法》曰："有但表而不里者，有但里而不表者，有表而再表者，有里而再里者，有表里分传者，有表里分传而再分传者，有表胜于里者，有里胜于表者，有先表而后里者，有先里而后表者。"吴氏将此九传，称为"治疫紧要关节"。

吴氏所说的九传，不外表里而已。吴氏亦曰："夫疫之传有九，然亦不出乎表里之间而已矣。"

所谓表，"其证头疼身痛发热，而复凛凛，内无胸满腹胀等证，谷食不绝，不烦不渴。此邪气外传，由肌表而出，或自斑消，或从汗解。"

所谓里，"若但里而不表者，外无头疼身痛，而后亦无三斑四汗，惟胸膈痞闷，欲吐不吐，虽得少吐而不快，此邪传里之上者，宜瓜蒂散吐之，邪从其减，邪尽病已。邪传里之中下者，心腹胀满，不呕不吐，或燥结便闭，或热结旁流，或协热下利，或大肠胶闭。"

本书第二节中已阐明，温疫本质属郁热。而吴氏所说的九传，实质就是一个里热问题。里之郁热阻遏气机，阳气不得外达，经络不通，因而出现头身痛、发热复凛凛等症，此即吴氏所说的表。里热为本，而表乃里热之标，里热解而表自除。为什么这样说？有吴氏所列方药为证。表者宜白虎汤，里者宜承气汤。此二方皆治阳明里热，一为阳明经证主方，一为阳明腑证主方。所谓九传，实质就是里热，当毋庸置疑。

若以方测证，则吴氏所列表里诸症，不够准确。白虎证岂无烦渴？承气汤亦未必无头痛。

2. 柳宝诒的六经传变

《温热逢源·论伏邪外发须辨六经形证》曰："凡外感病，无论暴感伏气，或由外而入内，则由三阳而传入三阴，或由内而达外，则由三阴而外出三阳。六经各有见证，即各有界限可凭。"又曰："况伤寒温热，为病不同，而六经之见证则同；用药不同，而六经之立法则同。治温病者，乌可舍六经而不讲哉。"但柳氏所云三阴三阳，皆为热证，与伤寒三阴之虚寒不同。

所谓六经传变，无非是里热外传与内传，此与吴又可九传论相似。《医门棒喝》云："内热为发病之本，表热为传变之标。"既然表热只是一个标证而已，并无实质改变，也就没有独立划分为一个传变阶段的必要了，剩下的只是一个里热问题。

3. 吴鞠通的三焦传变

有传曰仲景伤寒分六经，河间温病立三焦。查河间无此说，三焦传变为吴氏所倡。自诩曰：三焦传变与伤寒六经对看，六经横传，三焦纵传。

吴氏的三焦传变，是与叶氏卫气营血传变相结合的，是对叶氏传变规律的补充。其积极意义有三点：

（1）明确了温病由上焦到中焦、再到下焦这一纵向的传变规律。叶氏的卫气营血传变，虽也涉及了温病的纵向传变，但谈得不够清楚、明确，基本上还是谈的横向由浅入深的传变规律。

（2）三焦传变的每一阶段，都与脏腑紧密联系。卫气营血传变虽也有一部分谈到了脏腑关系，但不够全面、清晰。

（3）三焦传变的下焦篇，讲的全部是温病后期肝肾阴伤的虚证。叶氏温热论虽也涉及部分阴伤的虚证，但不够突出、详尽。

三焦传变主要是讲病位，温邪由上焦到下焦、由浅入深的过程，而要揭示温病的性质，还要结合卫气营血传变理论。如上焦篇有卫分证、气分证、营分证、血分证。上焦只说明病位和涉及的脏腑，而卫气营血则说明病的性质。

既然三焦传变仍要依赖卫气营血传变来阐明其性质，前已述及，卫气营血传变无非是气与血耳，当然三焦传变亦不例外。

三焦传变的缺陷有三：

（1）三焦传变主要揭示温病的传变部位，而对疾病性质难以反映明确。

（2）病变部位说得也不够清楚。依三焦划分，上焦心肺，中焦脾胃，下焦肝肾。下焦篇谈的是肝肾真阴耗伤的病变，那么肝热生风、热入血分等实热证归于何焦，比较含混。

（3）温病的传变，也不是按吴氏所规定的路线，由上到中、到下。如所谓伏气温病，初起即里热阴伤，或在气分，或在营血，就不依三焦传变。若云吴氏三焦传变指新感温病，其实新感温病亦不全按三焦的顺序传变，温邪可直趋中道，或伏募原，或归三焦，并不都是首先犯肺而出现上焦病变。温病侵袭途径是因虚而袭，何处阴虚，温邪就袭于何处，非必依三焦顺序传变。所以，三焦传变，难与六经传变相提并论。

4. 杨栗山的气血传变

杨氏云："伤寒得天地之常气，风寒外感，自气分而传入血分。温病得天地之杂气，邪毒入内，由血分而发出气分。"

气分与血分的区分标准是什么？杨氏没明确地说清楚，只能从散在各篇的叙述中分析。

《伤寒瘟疫条辨·卷一·六经证治辨》曰："盖伤寒之邪，风寒外感，始中太阳者十八九；温病之邪，直行中道，初起阳明者十八九。"

既然温病由血分而发出气分，且初起阳明者十之八九，看来杨氏所指的血分，当为阳明里热；伤寒由气分传血分，且初起始中太阳者十居八九，则气分当指太阳表证。由此可见，杨氏所说的血分，实指里热而言；所说的气分，实指表证而言。

关于气分与血分的症状表现，杨氏于《伤寒瘟疫条辨·卷一·证候辨》曰：伤寒初起，"当觉肌肉粟起，既而四肢拘急，恶风恶寒，然后头疼身痛，发热恶寒，脉浮而数，脉紧无汗为伤寒。"温病初起，"忽觉凛凛以后，但热而不恶寒。""温病皆里证，发即口燥咽干，未尝不发热头痛。"杨氏所列举的症状，所谓气分，乃外感表证；所谓血分，乃但热不寒、口燥咽干、头痛发热的阳明热盛津伤的表现。

杨氏关于气分血分的界定，是值得商榷的。温病的表证，皆是里热的一个标象，邪并不在表，治亦从清透里热入手，里热清，表证随之而解。所以表证不能作为一个独立的传变阶段。将太阳表证称为气分，将阳明里热称为血分，含义不清，有欠妥帖。本书在后面关于温病的传变，虽然也提气分、血分，但含义与杨氏之气血传变有别。

5. 薛生白的正局与变局传变

（1）薛氏传变规律简介

薛氏与叶氏齐名，乃湿热类温病理论体系的奠基人，创立正局、变局传变规律。惜其论述不够醒目，令人难以了然，故后人绝少提及，几致湮没。

正局：

正局病变的性质为湿重于热或湿热并重者。

正局的病位包括三个部分。

第一，脾胃。湿热之邪由口鼻吸受，直趋中道，出现脾胃的病变。中气实者属阳明，属实证；中气虚者属太阴，属虚实相兼证。

第二，募原。薛氏云："邪由上受，直趋中道，故病多归募原。""募原者，外近肌肉，内近胃腑，即三焦之门户，而实一身之半表半里也。"

邪已趋中道，脾胃受之，何以又归募原？概脾胃为湿热所困，升降失司，枢机不利，表里之气不通，兼见募原之半表半里证。半表半里属少阳，为胆与三焦所司。

第三，二经之表。脾胃受病，同时出现二经之表的病变。

太阴之表为胃及四肢。脾与胃相表里，脾为里，胃为表，故胃为太阴之表。脾病当兼胃的病变。脾主四肢，清阳不能实四肢，四肢倦怠，故四肢为脾之表。

胃之表为肌肉与胸。胃主肌肉，胃病不能濡养而肌肉烦疼。胸在胃之上，且脾胃清气上贮胸中，故胸为阳明之表，脾胃为湿热所困，则胸痞为必有之症。

正局的表现：薛氏所列症状，计有始恶寒，后但热不寒，汗出胸痞，舌白或黄，口渴不引饮，以及四肢倦怠，肌肉烦疼。

还有些症状，薛氏未明言，但据病机分析，尚可见脘腹满痛、不欲食、恶心呕吐、下利等。

变局：

变局病变的性质为湿热已然化热化燥。此即薛氏所云阳明、太阴，湿久郁生热，热甚则少火皆成壮火。

变局的病位：除脾胃病变之外，多兼少阳、厥阴热证。壮火肆疟，充斥表里上下，外达少阳胆与三焦，则见耳聋、干呕；热陷厥阴心包及肝，则见痉厥昏谵。此即湿热证之变局。

（2）薛氏传变规律评价

正局者，以湿邪尚重，且以脾胃为重心，湿遏热伏，热蒸湿横，主要病变是湿热阻遏气机。所以，正局实质是气分病变。

变局者，湿热悉已化热、化燥，充斥表里上下，此时热已入厥阴心包与肝经，以痉厥、动血、耗阴为主要表现，实质是血分病变。所以说，薛氏的正局与变局传变，本质仍是气血的传变。

（三）叶天士卫气营血传变理论的评价

叶氏温病传变理论，在学界占主导地位，故本书予以重点评价。

1. 卫分证

卫分证只是温邪犯肺的一个标象而已，不是一个独立的传变阶段，所以卫分证是不存在的。这个论点是否正确？下面将阐述我的依据。

（1）卫分证的主要特征

一般皆云新感温病初起属卫，称为卫分证。叶氏亦云"肺主气属卫"，"故云在表"。所以许多注家都解为卫分证属表证范畴。

如何判断卫分证是否存在，其主要特征是什么？叶氏未详言，吴鞠通《温病条辨·上焦篇》第3条云："太阴之为病，脉不缓不紧而动数，或两寸独大，尺肤热，头痛，微恶风寒，身热自汗，口渴，或不渴而咳，午后热甚者，名曰温病。"

这段话，完整地描述了新感温病初起，温邪犯肺的临床表现。脉不缓，非《伤寒论》之太阳中风；脉不紧，非《伤寒论》之太阳伤寒；脉动数，乃热盛也；两寸独大，乃温邪在上也。至于头痛、身热自汗、口渴、咳、午后热甚，皆温邪犯肺而热盛之征，皆属气分证。唯独恶风寒一症，才是卫分证的特点。有此一症则称卫分证，无此一症则称气分证。故曰："有一分恶寒就有一分表证。"

（2）卫分证的实质

伤寒表证与温病的卫分证，虽然都有恶风寒这一主要特征，但二者恶风寒的机理是不同的。这一点非常关键，它不仅关系到对伤寒与温病不同本质的认识，也直接关系到二者治疗原则的不同。

伤寒表证为什么恶寒？是由于风寒袭表，腠理被风寒闭郁，阳气被郁，不能温煦皮毛，故而恶寒。这里有两点需要强调：一是风寒自肌表而入；二是外邪所窃踞的部位在肌表。肌表有邪，自当汗解。

温病的卫分证为什么恶风寒？是由于"温邪上受，首先犯肺"。温邪袭入的途径，不是自肌表，而是从口鼻而入；外邪盘踞的部位是在肺，而不是肌表皮毛。

卫气的主要作用之一是温煦。卫气靠肺来宣发敷布于肌表。当温邪上受犯肺后，造成肺气膹郁，卫阳不得宣发敷布，外失卫阳之温煦，于是出现恶风寒一症。正如吴鞠通所云："肺病先恶风寒者，肺主气，又主皮毛，肺病则气膹郁，不得捍卫皮毛也。"杨栗山对此说得更加明确："在温病，邪热内攻，凡见表证，皆里热郁结，浮越于外也，虽有表证，实无表邪。"强调温病的表证，实质是因里热郁结使然。郁结重，卫阳不敷而恶寒；当热郁而伸时，里热外淫，则恶寒除，转为但热不寒。正如陈光淞所云："卫为气之标，气为卫之本。"卫分证仅是一标象而已。有恶寒，是肺热膹郁，须辛凉宣透；无恶寒，仍是肺热膹郁，治疗仍须辛凉宣透。二者既无本质的改变，亦无治则的相应变化，也就没有划分为一个独立传变阶段的必要。所以，卫分证不属一个独立传变阶段，卫分证是不存在的。新感温病一开始，就属气分阶段，因肺主气，是肺气郁热。

关于卫分证的实质是气分郁热这一论断，叶天士在《温热论》《幼科要略》的多处论述中，都体现了这一观点，摘要如下：

《温热论》曰："肺主气属卫。"说明卫分证与气分证属同一范畴。

《温热论》曰："温邪则热变最速，未传心包，邪尚在肺。肺主气，其合皮毛，故云在表。"温邪首先犯肺，未传心包，邪仍在肺。邪在肺，属气分，虽有恶风寒之表证，亦是肺气郁热使然。之所以称其为表，是因按症状的表里归类划分，恶风寒应属表，虽有表证，实无表邪。

《温热论》曰："湿郁卫分，汗出不彻之故，当理气分之郁。"湿邪郁遏而出现卫分证，当理卫分之郁，何以反言理气分之郁？这明显指卫分证只是气分病变的标象。肺受邪，气分病，卫不布而恶寒。

《幼科要略》曰："虽因外邪，亦是表中之里。"外邪所伤，虽现表证，亦因里证使然。里为本，表为标。

《幼科要略》曰："肺位最高，邪必先伤，此手太阴气分先病。"叶氏明确指出是气分先病而没有说卫分先病。由于气分先病，而后出现卫分证，所以，卫分证显然从属于气分证。

从叶氏的许多论述中可知，卫分证的出现，其根本原因在于肺气郁热。气分郁热为本，卫分证为标。所以，卫分证不是一个独立的传变阶段，它实质是热在气分，属气分阶段。

2. 气分证

（1）气分证的病理改变

气分证的实质，是热郁于气分。这个阶段，邪气亢盛，正气亦较强，正邪抗争，呈现一派实热的病理改变。其主要病理改变有以下四点。

第一，阳盛则热。前已申明，中医所说的热，与西医所说的热概念不同。中医的热，主要是个病理概念，指疾病的性质属热。体温高只是一个具体症状，包括身热。温病属外感热病，身热是各个传变阶段共有之症，而非气分证所特有。

热郁气分，扰乱气机，引起脏腑经络功能障碍，出现咳喘气粗、口秽吐利、心烦狂躁、谵语神昏、痉厥、腹满疼痛、便结溲赤等。

第二，热阻气机。只要有邪热存在，就要有不同程度的气机阻滞。阳气被阻滞不能外达，则外失阳之温煦而恶风寒；阳不达于四末，则四肢冷。气机被阻，气血不能充盈鼓荡血脉而脉沉。热伤脏腑，随其所伤部位不同而临床表现各异。

第三，阳盛则阴病。热在气分阶段，主要是伤津，出现津亏失润的表现，如口舌干燥、口渴喜饮，肺津伤则咳喘少痰，胃津伤则呕恶不食，大肠津伤则便结，膀胱津伤则溲赤涩少等。

第四，壮火食气。热盛则耗气，令人气短、倦怠、背微恶寒、肢厥、脉虚等。重者亦可亡阳。

这四个方面的病理改变皆是因热所致。由于病理改变的侧重不同，以及热邪所伤的病位不同，因而出现不同的临床表现。尽管临床表现有很大差异，但有着共同的特征。

（2）气分证的主要特征

身热、口渴、舌红、苔白或黄、脉数实有力。关于选择以上五点作为判断气分证的主要指征，说明如下。

第一，身热。气分证的身热，可以程度不等，兼症不同。有的可微热，有的可壮热；有的兼恶风寒、肢冷，有的但热不寒；有的兼汗出，有的无汗。尽管存在许多差异，但身热为气分证的主症之一。

关于但热不寒问题：依叶氏卫气营血传变规律来分，气分证的特征为但热不寒，反恶热。以恶风寒的存在与否区分卫分证还是气分证。而本书只提身热，没有提但热不寒。固然，恶风寒是卫分证的特征，但卫分证的恶风寒，是里热之标象，只反映里热郁遏之程度，没有质的改变。但热不寒属气分证，伴恶风寒者仍属气分证。卫分证不是一个独立的传变阶段。

至于寒湿袭表，或温病兼风寒袭表者，也有身热恶风寒。但这个恶风寒，与温病热郁的恶风寒本质不同，不仅属表证，亦有表邪，当汗而解之。而温病的恶风寒，是里热之标象，虽有表证，却忌汗解。二者表现虽似，但本质不同，治则亦异。

关于汗的问题：气分证可有自汗、大汗，亦可头汗、阵汗、手足濈然汗出或者无汗。当热邪郁闭较重，气机遏郁，阳气不能宣发，津液不得敷布，此时可无汗，或郁热上蒸而头汗出。若热郁而伸，迫津外泄，此时可见自汗甚至大汗。因汗的情况各异，故不以汗为气分证的特异指征。

第二，口渴。气分证的口渴，程度不同，或微渴，或烦渴引饮。引起口渴的原因，无非是热耗津亏及邪阻气机津液不布两端。

第三，舌红。舌红程度轻者，仅舌边尖红；重者，全舌皆红。

第四，舌苔。苔可薄白欠润、微黄、黄甚或灰黄色，或黑而干起芒刺等。

第五，脉。典型之脉当沉而躁数。若郁遏重者，可沉实、沉迟、沉涩、沉小，但按之有躁急不宁之感，甚至可脉厥。若热郁而伸，有外达之势者，脉可浮数、洪数。若津气为热邪耗伤，脉可细数。若热邪耗气，脉可虚芤而数。

临床凡见身热、口渴、舌红、舌白或黄、脉数实有力，即可诊为气分证。其中尤以舌红、脉数实为主要依据。

（3）气分证的范围

凡热未入血者（包括营分证），皆属气分证范畴。气分证是温病的重要阶段。陆九芝曰："阳明为成温之渊薮。"把好气分关，则邪可透达肌表而解，扭转病势，而不至于深传入血。

气分证的本质是热郁，热不得外达，必上攻、下迫、内窜，其证多端。

热邪上攻：攻于颠者，则头痛，眩晕；攻于清窍则目赤痛，耳鸣耳聋耳痛、鼻干热、鼻衄，口舌生疮，龈肿齿痛，口臭，咽肿咽痛等。

热郁于肺则咳喘，胸闷胸痛，咳血。

热郁胸膈则心烦懊恼不得眠，胸中窒，胸中结痛。

热郁于胆，则身热，口苦，咽干，口渴，胁痛呕吐，脉弦数。

热郁阳明，无形热盛者，则壮热大汗，面赤心烦，大渴引饮，苔黄而燥，脉洪大。热结阳明，则腹胀满硬痛，大便干结或纯利稀水，谵语狂躁，日晡潮热，肢厥，舌黄或灰黑而燥，甚则起芒刺，脉沉实或沉迟乃至厥。

热邪下迫大肠，则身热腹痛，下利；热迫小肠，则身热，溲赤色而痛。

热在气分，虽病位不同，症状相殊，但都有身热、口渴、舌红苔黄、脉数有力的特点，都以清透气热为法。

3. 血分证

（1）营分证与血分证属同一范畴

营分证与血分证属同一范畴，二者只有症状的差异，没有本质的不同。故营分证应归属于血分证，可统称为血分证。叶氏在很多论述中，也昭示了这一观点。摘要如下：

《温热论》曰："心主血属营。"营血属同一范畴，举血可以赅营。

《温热论》曰："营分受热，则血液受劫。"若把营血看成截然分开的两个东西，那么营分受热，只能营阴受劫，碍不着血液的事。而叶氏明确指出营受热则血受劫，营血属同一范畴，并不区分。

《温热论》曰："再有热传营血。"营血并论，可见不分。

《温热论》曰："再论气病有不传血分，而邪留三焦。"温病只有气血传变，气病若传，就传入血分，叶氏没有说气病传入营分再传血分，可见营血属同一传变阶段。

《温热论》曰："火邪劫营，凉血清火为要。"火邪劫营，本当凉营清火，却言凉血清火，可见营血不分。

《幼科要略》曰："手太阴气分先病，失治则入手厥阴心包络，血分亦伤。"叶氏只提气分与血分两个阶段的传变，再次说明营血不分。

由上可见，所谓卫气营血传变，实质都是郁热在里，只有气与血两个传变阶段。

（2）血分证的病理改变

里热深入血分，其主要病理改变有以下四点。

第一，阳盛则热。因热邪亢盛，且深陷血分，表现为灼热夜剧。

第二，阳盛则阴病。热邪深陷血分，耗伤阴血，脏腑筋脉失于濡养，出现脏腑筋脉的功能障碍。见脉沉细数、烦躁不寐、心中憺憺大动、神昏谵语、筋脉拘挛而瘛疭、舌謇囊缩、头眩耳聋、齿枯颧红等。

第三，热盛动血。热邪迫血妄行，致发斑动血。

第四，热阻而气滞血瘀。热邪更加深陷入血，气机阻滞更甚，阳气不能达于四末，致灼热肢厥，脉沉而细数。热邪煎烁阴血而成瘀血，致舌质绛或深绛。瘀血阻滞血脉，致血不循经，加重出血发斑。

这四个方面的病理改变，皆因热邪深陷血分、耗血动血所致。由于病理改变的侧重不同，以及涉及脏腑不同，因而临床表现不同，但有其共有的特征。

（3）血分证的主要特征

身热夜剧、动血、舌绛无苔，脉沉细数。选择以上四点作为血分证的主要判断指征，说明如下。

第一，身热夜剧。热入血分，其热更甚，故身灼热无汗，肢厥。除热邪亢盛外，阴液耗损亦甚，故其热多呈弛张状态。

第二，舌绛无苔。舌绛，乃因热耗阴伤，且血行瘀滞所致。瘀滞愈重，则绛色愈深。阴亏不润，则舌干绛而敛，甚至舌謇。无苔，乃因气分之邪已入血分。若尚有苔，乃气分之邪未尽。

第三，动血。出血程度可不等，或斑疹隐隐，或广泛出血发斑。由于严重出血，可很快痉厥衰竭，乃至死亡。

第四，脉沉细数。热陷血分，郁闭更甚，脉乃沉。热郁于里而脉数，热耗阴伤而脉细。

除上述四点外，血分证尚有许多症状，尤以痉厥为多见。痉乃筋之病，凡邪阻、热灼、阴阳气血虚衰，皆可导致筋脉拘急而为痉。昏厥皆心气不能出入所致。经云："出入废则神机化灭。"凡浊气蒙蔽，邪阻心窍，或正气虚衰无力出入者，皆可致神明失司，或为狂躁，或为昏谵等症。痉厥虽为血分阶段常见之症，然非其独有，故不作为血分证特异的判断指征。

温病热在气分，经适当治疗调养而邪退者，往往遗留肺胃津伤，当养阴生津。若热陷血分而后邪退者，往往形成真阴耗伤的虚证，当填补真阴。若阳气耗伤而亡阳者，亦当回阳救逆。

本书虽将温病传变分为气分与血分两个阶段，但不是截然区分的。温病里热燔灼，充斥三焦表里上下，轻者可邪灼气分；重者，热邪虽已然深传血分，但鲜有单纯血热而气无热者。血分证，是邪热较气分更盛，多是气血两燔，不可能血热与气热无涉，所以凉血必兼清气。

（四）温病治疗大法的评价

历代温病学家虽多，但对温病的治疗从理论上加以概括，提出完整治疗体系者却不多。下面主要讨论叶天士、吴鞠通、喻嘉言、杨栗山等人的学说。其中叶天士所提出的卫气营血治则，已为学术界公认，具有纲领性的地位。

1. 叶氏温病治则

（1）在卫汗之可也

这个问题讨论起来比较复杂，在讨论前，先阐明笔者观点。

第一，卫分证不是一个独立的传变阶段。这个观点，已于本书第三四节中阐明。因温病开始即是郁热在里，不论新感、伏邪都是如此。所谓的表证，都是里热郁遏阳气不得外达，或里热外淫所致，虽有表证，实无表邪，所以卫分证不能作为一个独立的传变阶段。皮之不存，毛将焉附。卫分证都不存在，那么"在卫汗之可也"这项所谓的卫分证治则，也就不存在了。

第二，汗之可也是测汗法。汗之可也，不是治则，更不是汗法，而是判断病情转归的一种客观方法——测汗法。

温病忌汗，这是许多温病学家一再告诫的一条法则。吴鞠通曰："温病忌汗，汗之不惟不解，反生他患。"于《温病条辨·汗论》中再次强调："温热病断不可发汗。"叶天士也否认"汗之可也"是汗法，他在《幼科要略》中说："夫风温、春温忌汗。"在《临证指南医案·风温》中又指责那些以汗法治疗温病的庸医说："温病忌汗，何遽忘也？"

杨栗山斥以汗法治温病为大谬，为抱薪救火。《伤寒瘟疫条辨·发表为第一关节辨》曰："温病虽有表证，一发汗而内邪愈炽，轻者必重，重者必死。"

温病何以忌汗？邪在肌表，固当汗而解之。而温病的本质是郁热在里，虽有表证，实无表邪；且温热之邪本易伤阴，复又汗之，徒增阴伤，或损其阳，变证丛生，故当忌汗。正如吴鞠通所云："病自口鼻吸受而生，徒发其表，亦无益也。"

温病初起的所谓卫分阶段，因邪不在表而且忌汗，那么邪热深传而形成的气分证、血分证，则更不可用汗法，其理当不言而喻。

或辩之曰："叶氏明言肺主气，其合皮毛，故云在表，既然在表，法当汗之。"非也。此"表"，是指证候的归纳而言。温邪上受所引起的发热恶风寒等症，依其证候归纳分类而言，属表证范畴，但不是邪在肌表，所以不可发汗。

或辩之曰："温病忌汗，是忌辛温发汗，不忌辛凉发汗。"温病是因温邪所袭，辛温助热伤阴，固当忌之。至于辛凉发汗，姑不论辛凉之品作用，执汗法以治温病即谬，其表无邪，何言汗法。

既然温病忌汗，那么叶氏所说的"在卫汗之可也"又当如何理解呢？所谓汗之可也，并非汗法，乃指正汗而言。意即温病经过清透之后，只要正汗出来就可以了。对此，赵绍琴老师独具慧眼，曰："汗之绝非发汗之法，它不是方法，而是目的。"所谓目的，就是使正汗出来。所谓正汗，其标准有四：微微汗出；遍身皆见；持续汗出；随汗出而热减脉缓。四者相关，不可分割，此即正汗。而邪汗恰与之相对：无汗或大汗，而非微汗；头汗或手心有汗，而非遍体皆见；阵阵汗出，而非持续不断；汗出热不衰，脉尚躁，而非热减脉缓。

正汗的出现，必须具备两个条件，一是阳气的蒸化，二是阴精的敷布。此即《素问·阴阳别论》篇所云："阳加于阴谓之汗。"吴鞠通据经旨进一步阐明道："汗之为物，以阳气为运用，以阴精为材料。"阳施阴布，方可作汗。若阴阳不足，阳虚不能蒸化，阴虚作汗之资匮乏；或气机窒塞，阳气不能布，阴精不能敷，皆可致汗出异常。温病中由于邪阻气机，阴阳不能敷布；或热耗阴伤，无作汗之资，皆可无汗；或郁热蒸迫，津液外泄，而为邪汗。

欲求正汗，必须里热清，气机畅，阴精复，阳气得以宣发，阴精得以敷布，阴阳调和，方能阳蒸阴化而为汗。临床上见此正汗，即可推断已然阴阳调畅，里解表和矣。这就是据汗以推断病机转归的测汗法。所以，"汗之可也"不是治则，更非汗法，而是测汗法。

第三，测汗法不仅适用于卫分证，温病的各个传变阶段，包括温病后期的真阴耗伤，尽皆适用。当热结胃肠而灼热无汗，或仅手足濈然汗出、肢厥脉沉时，用承气汤逐其热结，往往可遍身漐漐汗出，脉起厥回。这是由于阳明热结一除，气机通畅，阳气得以宣发，津液得以敷布使然。据此汗，就可推断已然里解表和矣。

当热陷营血而灼热无汗时，清营凉血养阴透邪后，亦可见正汗出。据此汗，可推断气机已畅，营血郁热已然透转。当阴液被耗而身热无汗时，养阴生津后，亦可见正汗出。据此汗，可知阴液已复。

正如张锡纯所云："人身之有汗，如天地之有雨。天地阴阳和而后雨，人身亦阴阳和而后汗。"又曰："发汗原无定法，当视其阴阳所虚之处而调补之，或因其病机而利导之，皆能出汗，非必发汗之药始能汗也。""白虎汤与白虎加人参汤皆非解表之药，而用之得当，虽在下后，犹可须臾得汗……不但此也，即承气汤亦可为汗解之药，亦视乎用之何如耳。""寒温之证，原忌用黏腻滋阴，而用以为发汗之助，则转能逐邪外出，是药在人用耳。"这就是"调剂阴阳，听其自汗，非强发其汗也。"

近贤金寿山亦曰："大多数温病，须由汗出而解……在气分时，清气分之热亦能汗解。里气通，大便得下，亦常能汗出而解。甚至在营分、血分时，投以清营凉血之药，亦能通身大汗而解。"

假如辛凉清透之剂，还因辛能散而涉发汗之嫌，那么大承气汤、清营汤、犀角地黄汤、加减复脉汤等，则绝无发汗的作用，但服后转能汗出，这正是邪退正复，阴阳调和，里解表和的结果。反过来，据此正汗，即可推断病机转归。正如章虚谷所说："测汗者，测之以审津液之存亡，气机之通塞也。"

测汗法，由叶天士始明确提出，首载于《吴医汇讲·温热论治篇》："救阴不在补血，而在养津与测汗。"王孟英未解测汗之奥义，于《温热经纬》中改为："救阴不在血，而在津与汗。"将测字删除。后世沿袭王氏所改，致使测汗这一重要学术思想几被湮没，亦使原文"晦涩难明"。

测汗法实源于《伤寒论》。仲景于桂枝汤将息法中云："遍身漐漐，微似有汗者益佳，不可令如水流漓，病必不除。若一服汗出病差，停后服，不必尽剂。若不汗，更服依前法；又不汗，后服小促其间，半日许令三服尽。若病重者，一日一夜服。服一剂尽，病证犹在者，更作服。若汗不出，乃服至二三剂。"在这短短的将息法中，仲景首先提出了正汗的标准"遍身漐漐，微似有汗"。前面所说的正汗标准即据此而来。另外，仲景还提出了测汗法。试观将息法中，五次提出汗的问题。仲景反复叮嘱，不厌其详地强调再三，何也？就是强调测汗的重要意义。病情是否向愈？是停服还是继续服用桂枝汤？都是依据汗出与否来判断。此即据汗以测病情转归的测汗法。据以测病之汗，当然是"遍身漐漐，微似有汗"的正汗。

桂枝汤证本已有自汗，何以仲景复又孜孜以求其汗？盖太阳中风之自汗，是由于"阴弱者，汗自出"，乃营卫不和，阴阳不调之邪汗。而服桂枝汤后所出之汗，乃正汗。见此正汗，则可推断营卫已和，太阳表邪已解矣，此即测汗法。这就是中医外感热病的疗效标准。

由上述可知，汗之可也，绝非汗法，亦非治则，而是判断病情转归的一项客观标准，意即"使正汗出来就可以了"的意思。测汗法适用于温病各个阶段，非特指所谓的卫分阶段。

（2）到气才可清气

本标题中，将讨论四个问题，一是到气的标准是什么，二是如何清气，三是清气法的应用范围，四是清气法的禁忌。

第一，到气的标准问题。到气的标准，亦即气分证的标准。传统观点认为：但热不寒、反恶热，口渴，舌红苔黄，脉洪大或沉实是气分证的特征。

温病但热不寒者，固属气分；若虽热且兼恶风寒者，亦属气分。本书已反复论述温病的本质是郁热，而恶风寒只是里热郁遏气机，阳气不得外达的一个表现。里热为本，恶寒为标。温病初起，不论温邪首先犯肺还是直趋中道，都是郁热在里，卫分证根本不是一个独立的传变阶段。所以，但热不寒者属气分，发热而兼有恶寒者亦属气分。因此，温病一开始，即使有表证，亦当清气分，不存在到气与没到气的问题。

临床上是否如上所论呢？试观叶天士《临证指南医案·风温》部分，共计10案，其中阴虚3例，其余7例，皆用清气药，如石膏、栀子等。

或曰，叶氏所治，非温病初起，多属迁延或误治之病例。抑或如此，姑且不论，但其中有一例，确兼恶寒之表证，依然使用清气药。兹抄录于下：

郭，风温入肺，气不肯降，形寒内热，胸痞，皆胶郁之象。辛凉佐以微苦，手太阴主治。黑山栀，香豉，杏仁，桑叶，瓜蒌皮，郁金。

此案虽寥寥数语，但说明了许多重要的原则问题。

"形寒"这肯定是风温初起的表证，亦即卫分证阶段。

"内热"，指明了该病的本质。既然本质是内热，则形寒一症形成的机理，就不是因风寒客于肌表，而是内热郁遏，阳不外达，致外失阳之温煦而恶寒。内热为本，恶寒只是内热的一个标象。

"风温入肺"，指明了该病的病因为风温阳邪，病位在肺。

"胶郁之象"与"气不肯降"，道明了该病的病机，是由于温邪犯肺，肺气胶郁，卫气不得宣发，蕴蓄肺中，则"气有余便是火"。既受温邪所伤，又有卫阳蕴蓄，故而为热，于是形成了郁热在里的病证。

"辛凉佐以微苦"，提出了治则。辛以开郁，疏达气机，透热外达；凉以清热，苦以降火。

方中的栀子豉汤，《伤寒论》中用于热郁上焦，见虚烦不得眠，剧则反复颠倒，心中懊恼，烦热胸中窒者。这本是典型辛开苦降、清宣气分郁热的方子。而风温初起者，叶氏亦屡用之，可见风温初起即应清气，根本没有到气不到气的问题。叶氏于本案所扼要论述的观点与本书前面各节所阐述的观点是吻合的。

第二，如何清气。气分证尽管范围很广，表现繁多，但共同的病机都是热郁气分。

有热，即当寒凉清解，如金银花、连翘、栀子、黄芩、石膏、知母等，温病初起即当随证选用。因温病初起热邪即在气分，就无所谓到气不到气。

此热，乃属郁热，所以除用寒凉清解之外，尚须使郁伏于里之热邪能透达于外而解。令热邪外达的出路，无非是或汗，或吐，或下。主要的出路为从肌表而解或从下而泄两种。为使热邪能够透达，必须展布气机，疏通热邪外达之路。而展布气机的方法，当视其气机被阻遏的原因，祛其壅塞，气机方能展布，热邪方能透达。透邪问题，待后详述。

第三，清气法的应用范围。叶氏于《温热论》中，对清气法的使用范围，做了明确规定，并提出了上限与下限。

上限，即"到气才可清气"。仿佛在卫尚不可用清气药，只有到气后方可清气。这个上限是不存在的，理由已如上述。

下限，就是热邪入营"即撤去气药"。所谓气药，显然不是指行气、破气、补气、升气等药，而是指清气药物。清气药物，诸如凉性药，以及辛寒、甘寒、苦寒、咸寒药等，是否入营后这些气药一律撤去呢？非也。

温病皆属里热，虽可有气分、血分之分，但始终以热在气分为重心，由于气热亢极方陷入血分。不可能热邪下陷入营血，气热就没有了，所有清透气分热邪的药物就当统统撤去了，这是不可能的。清营凉血的同时，仍要清气，清气是治疗温病的中心环节。

试观化斑汤、清瘟败毒饮等，已然出血发斑，呈现典型的血分证，仍然有许多清解气分的药物，甚至"三宝"中的黄芩、黄连、栀子、石膏、滑石等这些清气药物，照样没撤。或曰，此为气血两燔，或气营两燔。实则热极亢盛，燔灼三焦，充斥表里上下内外，哪里能截然划分，把气药统统撤掉，这是不合临床实际的。而且，血热也是由气热深陷而成的，气热清，不再继续向血分深陷，血热亦易清，何能把气药都撤掉？

或曰，叶氏所指的气药，是指行气、破气药物。行气、破气药物多燥，对血热证不宜，但也不是都撤。因不论气分证、血分证，本质都是郁热，造成郁热的根本原因是气机不畅。那么，在清热的同时，选一些燥性小的行气药，使气机畅达，郁热得以透发，实属必要。升降散中用姜黄，中医"三宝"中用郁金、麝香，甚至沉香、木香、冰片等，皆属气药，并未撤去。这类药物不仅不能撤，还必须使用。所以清气的下限——即撤去气药，未必妥当。

第四，清气法的注意事项。温病本质是里热盛，固当以寒凉之品清之，但寒凉亦当适度。病重药轻，无异于养痈遗患，但亦不可过于寒凉。

往往见医者求胜心切，以寒凉重剂，期速清其热，截断传变，扭转病势；或以温病病原是细菌、病毒，套用西医理论，滥用黄芩、黄连、金银花、连翘、板蓝根等有抑菌抗病毒作用的药物，致使气机冰伏，郁热不得外达，转向内攻深陷。所以瞿文楼曰："温虽热疾，切不可简单专事寒凉。"章虚谷亦告诫曰："始初解表，用辛不宜太凉，恐遏其邪，反从内走也。"

（3）入营犹可透热转气

入营的指征，叶氏云"舌色必绛"及"心神不定，夜甚无寐，或斑点隐隐"。

营分证实质仍属郁热，其热邪及郁闭程度较气分更甚。热陷营分的因素主要有二：一是营阴素亏，热邪乃陷；二是邪气壅遏，气机闭塞，逼热内陷。导致气机闭塞的邪气，包括痰湿、食积、瘀血、热结等。因而透热转气之法，务在祛其壅塞，展布气机，使营热得以透转气分而解。赵绍琴老师曰：只要排除气营之间的障碍，如痰热、湿浊、瘀血、食滞、腑气不通等所致之气机不畅，就可以达到营热顺利地转出气分而解的目的。

具体的透转方法，当依其壅塞之邪不同而异。如："从风热陷入者，用犀角、竹叶之属；如从湿热陷入者，犀角、花露之品，参入凉血清热方中。"竹叶清风热而宣郁；花露芳香化浊开郁而清透；犀角味虽咸寒，然其气清香，清灵透发，寒而不遏，毒盛不能透发者用之尤宜。

故《吴医汇讲·论犀角升麻》篇曰："犀角乃清透之品。""舌绛而中兼黄白者"，为热已传营，而气分之邪未尽，泄卫透营，疏瀹外达之路。"中夹秽浊之气，急加芳香逐之。"舌"纯绛鲜泽者"，为邪入心包，用菖蒲、郁金豁痰开窍，犀角、连翘清心透热散结。瘀热相搏者，用琥珀、丹参、桃仁、牡丹皮等，活血散瘀通络。凡此诸法，皆具透热转气之功，非必囿于连翘、竹叶等品。

邪在上焦，易"逆传心包"。胸膈乃心肺所居，肺主气属卫，心主血属营。邪在上焦，卫气营血四个传变阶段皆可见，此时尤以宣畅胸膈气机为要。气机畅，则热可外达；气机窒塞，外达之路阻闭，则转而邪热内攻，逼乱神明，邪陷心包，出现营血见证。观《临证指南医案·风温》诸案方中，叶氏恒加栀子豉汤以宣泄胸膈郁热，此举对防止逼热逆传心包，当有积极意义，亦有"先安未受邪之地"的意思。

若已现神昏，王孟英指出："凡视温证，必察胸脘，如拒按者，必先开泄。""虽舌绛神昏，但胸下拒按，即不可率投凉润，必参以辛开之品，始有效也。"柳宝诒曰："凡遇此等重症，第一先为热邪寻出路。"如枳实、黄芩、黄连、半夏、菖蒲、郁金、连翘、犀角，以及牛黄丸、至宝丹等，皆是开其窒塞、为邪寻出路之意。

（4）入血直须凉血散血

血分证，是在营分证的基础上，热陷更深。主要的病变为耗血、动血。以耗血为主者，则肝肾阴伤较著；以动血为主者，以血热迫血妄行及血瘀为著。

血分证的动血，一个因素是热邪迫血妄行，故宜清之；另一个因素是瘀血阻滞血脉，血不循经而出血，故当散之。瘀血的产生，是由于热邪煎熬阴血，血稠浊而行迟，致为瘀血。散血，除活血化瘀的意思之外，尚有散血中伏火、透邪外达之功，如赤芍、牡丹皮等。

（5）对叶氏卫气营血治则评价

卫分证只是里热的一个标象，不能作为一个独立的传变阶段。而叶氏提出的"汗之可也"，既不是治法，也不是治则。从来都把"汗之可也"作为卫分证的治则，与清气、透营转气、凉血散血相并列，这是不妥的。卫分证都不能作为一个独立的传变阶段，哪里还会有此阶段的治则呢？所以，汗之可也既不是治则，也不是治法，而是判断病情转归的测汗法。测汗法不仅适用于温病初起的所谓卫分证，亦广泛适用于温病各个传变阶段。

假如给所谓的卫分证定一个治则，应该是"在卫法宜辛凉清透"。汗之可也，只是辛凉清透的结果。

辛凉清透法也不仅限于卫分证，气分、营分、血分亦当伍以辛凉清透。虽气分、营分、血分热已炽盛，仅辛凉法，则杯水车薪，难当重任；但毕竟皆属郁热，有郁热就当清透，使邪热外达。辛凉法，辛以开郁透邪，此法当贯穿温病治疗的始终。这个原则，在杨栗山治温病十五方中，得到了充分体现。

"到气才可清气"，及入营"即撤去气药"，说得过于机械。温病传变的中心环节是气热，温病初起即属气分，即当清气。入营血，亦因气热亢盛所致，凉血同时仍应清气热，而不是撤气药。只要有热邪存在，都应清气，没有什么上限与下限问题。

"入营犹可透热转气"问题。因温病本质是郁热，欲使郁伏之热外达，必须透。不仅营分证须透，卫、气、血皆须透。所以，透法亦非营分证所专有的治则。至于血分证之凉血散血，因营血无严格区分，凉营即凉血，营分证亦须散血，血分证亦须透热，营血治则应合看，不应割裂另立。

治疗大法是《温热论》的核心内容，但并不严密完整。毕竟该文是在游湖途中的口述记录，既未整理，又未经叶氏审阅，难免有一定随意性及记录不够完整、准确的疑窦。或许是门人故意要显示叶氏的博学多才、立马千言、出口成章、飘逸洒脱的风度，亦未可知。总之，作为"经典"，有点过誉，难与《伤寒论》并驾齐驱，多有可商之处。

2. 吴氏三焦治则

吴氏治分三焦。于《温病条辨·卷四·治病法论》曰："治上焦如羽（非轻不举），治中焦如衡（非平不安），治下焦如权（非重不沉）。"轻、平、重的含义，一指药的性味，二指药量，三指煎法。

性味：气为阳，味为阴。阳者升浮，阴者沉降。上焦如羽之轻，药当选气胜者，以达病所。中焦如衡之平，药当选气味相平者，以安中焦。下焦如权之重，药当选味胜者，直趋于下。

药量：轻清升浮为阳，重浊沉降为阴。轻重指药之质地而言，亦指药量。吴氏于银翘散服法中曰："肺位最高，药过重则过病所。"上焦位高，药宜轻；下焦位卑，药当重。

煎法：气胜者易升散，勿过煮，过煮则气散味存而入中焦矣。故吴氏于银翘散煎法曰："香气大出，即取服，勿过煮。肺药取轻清，过煮则味厚而入中焦矣。"

平脉辨证温病求索（第二版）

吴氏三焦治则，一是过于笼统，针对性不强；二是有相当大的局限性，缺乏普遍意义。如上焦乃心肺所居，卫气营血四个阶段病变皆有。温邪犯肺之初起阶段，可取轻清升浮之药；若逆传心包，病位亦在上焦，牛黄丸中金石之药亦用，非必轻浮。即使病位在肺，倘热邪亢盛者，石膏、知母、黄芩、栀子等药照样使用，非必轻浮，所以说局限性很大。"轻、平、重"，只能作为选药之参考，尚不足以作为一个完整而严密的治疗体系。所以，从严格意义上来讲，吴鞠通没能提出温病治则体系。

吴氏认为，温病治分三焦，"不致临证混淆，有治上犯中、治中犯下之弊。"温病本质是里热，里热不可能局限某一处，而他焦毫无干系，不过有所侧重而已。柳宝诒就批评说："试观温邪初发者，其果悉见上焦肺经之见证乎？即或见上焦之证，其果中下焦能丝毫无病乎？"吴氏把治上勿犯中下当成一条戒律，不仅失之胶柱，亦反映对温病本质缺乏足够认识。

3. 喻嘉言的温病治则

喻氏曰："邪既入，则以逐秽为第一要义。上焦如雾，升而逐之，兼以解毒；中焦如沤，疏而逐之，兼以解毒；下焦如渎，决而逐之，兼以解毒。"切中肯綮，要言不烦。

喻氏提出的治则具有普遍意义，概括起来，就是清透二字。"以逐秽为第一要义"，即是清透热毒，三焦病变皆当解毒。升、逐、疏意在畅通邪热外出之路，使郁伏于里之邪热，得以透达于外而解，此即透。各种温病，各个传变阶段，只要有热邪存在，就当清透。

清透的法则，为许多有识的温病学家所认同。杨栗山云："温病非泻即清，非清即泻，原无多方，视其轻重缓急而救之。"所谓清，即"热者寒之"之谓；所谓泻，非专指下法，乃是使热邪透泄于外而解之意。所以，概括起来，也不外清透二字。

陆九芝谓："温病热自内燔，其最重者，只有阳明经腑两证。经证用白虎汤，腑证用承气汤。有此两法，无不可治之温病矣。"陆氏提出白虎与承气两法，而不是两方，确有代表意义。白虎乃辛凉重剂，本为达热出表而设，凉以清热，辛以透邪，未脱清透二字。承气法乃苦辛通降，辛以开郁透邪，苦寒清热降泄，亦未脱清透二字。

周扬俊《温热暑疫全书》云："黄芩汤，治温本药也。"柳宝诒云："治温病之法，愚意不若用黄芩汤加豆豉、元参，为至当不易之法。"柳氏亦强调以黄芩汤为代表的法，而不是囿于一方。黄芩汤苦寒清热，豆豉辛以开郁，亦未脱清透二字。柳氏于清透二法之外，又加玄参咸寒育阴，芍药甘草酸甘化阴，合之则为清、透、滋三法。

近贤金寿山云："全部《温热论》精神，一方面是清透外邪……另一方面就是扶正存津。"对温热之邪强调透解，很有见地。

诸家之说，诚英雄所见略同，皆以祛邪为首务，法当清透，阴虚者加养阴生津之品。清、透、滋，乃治温不易之法。

第九条

【原文】

且吾吴湿邪害人最多，如面色白者，须要顾其阳气，湿胜则阳微也，如法应清凉，用到十分之六七，即不可过凉，盖恐湿热一去，阳亦衰微也。面色苍者，须要顾其津液，清凉到十分之六七，往往热减身寒者，不可便云虚寒，而投补剂，恐炉烟虽熄，灰中有火也，须细察精详，方少少与之，慎不可漫然而进也。

又有酒客里湿素盛，外邪入里，与之相抟。在阳旺之躯，胃湿恒多；在阴盛之体，脾湿亦不少，然其化热则一。热病救阴犹易，通阳最难。救阴不在补血，而在养津与测汗；通阳不在温，而在利小便。较之杂证，则有不同也。

【求索】

本条论湿热温病之证治。

（一）湿温传变

1. 湿热证范畴

湿热证，外感内伤皆有。内伤湿热证，不以身热为主，或无身热，且无温病中湿热证的正局与变局的典型传变。外感湿热证，伤寒温病皆有，伤寒之湿热证只是湿热病的雏形，或发热，或不发热，无典型的正局与变局传变；温病湿热证，以发热为主，其热或轻或重，有典型的正局与变局传变，故温病湿热证，以称为湿温较妥。

因温病是以热盛阴伤为主要病机，故湿热证伤阳寒化即不属温病范畴。《温病条辨》将寒湿单列一篇，意在与湿热相对照，并非寒湿属温病范畴。若湿热证化热化燥，则与温热类温病相同，此属湿热证之变局。

2. 湿温的病理变化

（1）湿与热合，湿为阴邪，热为阳邪，相互搏结，则难解难分，相互掣碍，病情缠绵。

湿遏则热炽，热蒸则湿横，病难速已。湿热证，有热重于湿、湿重于热、湿热并重之不同；又有在上、在中、在下或在三焦募原、经络、筋骨及肌表之异。

（2）湿热证，有寒化、热化两途，随人体质而异。

阳素虚者，湿盛则阳微，转成寒湿，此即"如面色白者，须要顾其阳气"。阳旺之躯，湿从热化，伤阴化燥，此即"面色苍者，须要顾其津液"。

"法应清凉"，是针对湿热证的热邪而言。"热者寒之"，然不可过于寒凉，一则过寒冰伏气机，热不得透；一则过寒伤阳，湿邪不去，阳亦衰微，此时不可因热减身寒而误认为虚寒，妄投补剂。如何判断是邪退一时正气未复，还是转成虚寒之脱证？当以脉来断。若脉静身凉，此为邪退，一时正气未复，只宜将养，以待正复。若肢冷脉微，或脉急疾无力，肤冷躁扰，便为气脱之证，当予固脱。若不加分辨，率尔温补，恐炉烟虽熄，灰中有火，其热复炽，不可不慎。

（3）"然其化热则一"。湿温本有寒化、热化两途，并非皆化热，叶氏何言"化热则一"？因温病的主要病理变化是热盛阴伤。温病包括温热与湿热两类，其病理变化都可热盛阴伤。若湿温转成寒湿证，则失去了热盛阴伤这一特点，就不再属温病范畴。剩下的只有湿温化热化燥一途。伤寒化热传入阳明后，亦与温病无原则区别，故曰"化热则一"。

（4）酒客，湿热素盛，内湿易招至外湿，内外合邪，发为湿温。这与薛氏《湿热论》所云"太阴内伤，湿饮停聚，客邪再至，内外相引，故病湿热"理出一辙。

（5）"阳旺之躯，胃湿恒多；在阴盛之体，脾湿亦不少。"

脾为脏，为阴土；胃为腑，为阳土。脾阳素虚者，感受湿邪之后易寒化，成太阴寒湿证；胃热素旺者，感受湿邪之后则易热化，成阳明燥热证。

（二）湿温治法

1. 热病救阴犹易

伤寒的核心是护阳，留得一分阳气，便有一分生机；温病的核心是救阴，留得一分津液，便有一分生机。

温病救阴之法无他，无非是有热者清热，清热以存阴；津亏者，养阴生津，以复阴津，概括为祛邪扶正两法，所以热病救阴犹易。

湿热病是否也存在救阴问题呢？吴鞠通于湿温篇中曰："润之则病深不解。"自注中曰："见其午后身热，以为阴虚而用柔药润之。湿为胶滞阴邪，再加柔润阴药，二阴相合，同气相求，遂有锢结而不可解之势。"看来吴鞠通是反对在湿温中用阴柔药的。

吴氏所言，指湿重而津未伤者，固不可用阴柔之品，而下列三种情况，则当用生津养阴之品。

一为湿热已化燥伤阴者，治同温热，亦当养阴生津。

二为湿未化而津已伤，舌苔白厚而干，此时于化湿队中，必加生津之品，但须轻灵，不可呆腻。

三为白苔绛底，湿未化而热将深入营血，此时化湿清热之时，亦当加甘寒或咸寒养阴之品，防热深传。

2. 通阳最难

所谓"通阳最难"，主要指湿温而言，但亦包括温热类温病。

湿温，乃湿与热合邪，一阴一阳，相互搏结，易阻气机，三焦不利，气化不行。清之碍湿，温之助热，两相掣碍，故通阳最难，治当分消走泄。所谓分消，不仅指湿阻三焦之宣上、畅中、渗下，亦指清热化湿而言。因湿温是湿与热合，治当清热化湿并用，分别消散其邪，故曰分消。但湿为阴邪，得温则化，治当温化，杏、朴、苓等温化之品必用，甚至干姜、附子不忌，但毕竟不是单纯湿邪，过温则助热。

热为阳邪，治当热者寒之，但过寒又碍湿，气机冰伏，阳更难通。如何能化湿不助热，清热不碍湿，两相兼顾，相反相成，相得益彰，当巧予周旋。湿热总以化湿为先，设湿热并重，化湿应占十之六七，清热仅占十之三四，湿化则热孤且易透解。湿热除，阳乃通。

湿温固然通阳最难，但温热类温病，同样存在通阳问题。余一再强调，温病的本质是郁热，从始至终，只要有热邪存在，其本质概属郁热。热，作为一种邪气，总要闭阻气机，阳气不得外达，形成郁热。郁热的一个特点是外寒内热。外寒，可呈现全身恶寒，畏寒，甚至通体皆厥；亦可表现为局部寒象，如肢厥、背冷、腹冷、下肢冷，或是如被风，等等。内热，可上灼、下迫、内窜，引发广泛病变。

既然阳气被郁，也就存在一个通阳的问题。如何通阳，总的原则是"祛其壅塞，展布气机，透邪外达"。其具体方法，当视热邪的程度、病位、有无兼夹、正气强弱而异。

由此可见，救阴，非独指温热而言；通阳，非独指湿温而言。虽有所侧重，但又不可以偏概全。

3. 救阴不在补血，而在养津与测汗；通阳不在温，而在利小便

测汗法，是判断病情转归的客观标准，也是最佳药效标准，已述之于前。

"利小便"，不是治则与治法，而是"测尿法"，与测汗法意义相同，也是判断疾病转归的一种客观方法。

小便的通利，必须具备两个条件：即阴液充盛，阳能气化。此即《素问·灵兰秘典论》所云："膀胱者，州都之官，津液藏焉，气化则能出矣。"

造成小便不利的原因，不外正虚与邪实两大类。虚者，阴液不足，膀胱无津液可藏；或阳气衰，不能气化，皆可小便不利。实者，乃邪气阻遏，阴液不敷，或阳气不布，亦可使小便不利。能阻遏阴敷阳布的邪气，包括六淫、七情及内生之气血痰食等。所以，小便不利的原因甚为广泛，并非区区一利尿法可以包治的。

阴液的生成、敷布，是一个复杂的过程，涉及全身诸多脏腑。《素问·经脉别论》曰："饮入于胃，游溢精气，上输于脾，脾气散精，上归于肺，通调水道，下输膀胱，水精四布，五经并行，合于四时五脏阴阳，揆度以为常也。"由此可见，津液的生成、输布、代谢，几乎涉及人身的所有脏腑经脉、组织器官，任何一个环节的障碍，都可引起津液生成、输布的障碍，而导致小便不利。

人身之气的生成、输布，更是一个复杂过程。《灵枢·刺节真邪》曰："真气者，所受于天，与谷气并而充身也。"可见人身之气，既包括先天，亦包括后天。不论先天或后天因素，都可影响气的生成、输布，导致小便不利。

津液属阴，气属阳。欲使小便利，必须调其阴阳，使阴阳合，阳施阴布，乃能气化而出。正汗出，须使阴阳合；小便利，同样须阴阳合。临床可据小便已然畅利，推知阴阳已和，知病已愈矣，此即测尿法。

测尿法，《伤寒论》《金匮要略》已有论述，如：

《伤寒论》第 28 条曰："服桂枝汤，或下之，仍头项强痛，翕翕发热，无汗，心下满微痛，小便不利者，桂枝去桂加茯苓白术汤主之。"其将息法曰："小便利则愈。"此条素有争议，余以为此乃内外合湿者。湿遏肌表而汗之不解，水湿内蕴而下之不除，汗下反损营阴。方用芍药、甘草以和营，茯苓、白术、甘草、大枣以培土制水，生姜散饮又解表，和表里，调阴阳，津液得布，气化得行，小便自利。

"小便利则愈"，这是痊愈标准，也是最佳药效标准。该证愈否？仲景未言头尚痛否，尚热否，尚心下满痛否，独言"小便利则愈"。小便利之后的"愈"字，正是指明了痊愈的标准。反过来，我们临床就可根据小便利否来推断病机的转归，此即测尿法，意同测汗，因为小便的通利必须阴阳和。阴阳已和，当然病愈。正如仲景于第58条所云："凡病，若发汗、若吐、若下、若亡血、亡津液，阴阳自和者，必自愈。"仲景用了"凡病"一词，则泛指所有疾病。凡病，皆阴阳不和；凡治，皆调其阴阳；凡愈，必阴阳自和，这是阴阳学说对疾病的高度概括。测尿法，即是判断疾病是否已阴阳自和的客观标准。

又如，《伤寒论》第59条云："大下之后，复发汗，小便不利者，亡津液故也。勿治之，得小便利，必自愈。"仲景明言"勿治之"，当然包括未用利尿法。这个"小便利"，显然不是指利尿法，而是测尿法，只要小便利，就标志津液已复，阴阳已和，故"必自愈。"

仲景还有多条讲测尿法，不一一列举。

4."然较之杂证，则有不同也。"

此指"救阴"与"通阳"而言，温病与杂证有不同。

在正气这个范畴中，人身之阴，包括营、血、津、液、精、阴及有形的组织、器官、形体；人身之阳，泛指人体的功能和精神思维。杂病中的"救阴"与"通阳"涵盖了上述全部内容。杂证中补血，是指血虚而言。血虚一般兼有气虚、阳虚，药多偏温。而温病的范围较局限，因温病主要是论述热盛阴伤问题，若施以杂病中的补血法，与证不符。在其演变过程中，虽也可出现伤阳耗气、血枯精损等证，但当热邪一除，除生津养液之外，其他与杂证同，亦可径归入杂证中。杂证的"救阴""通阳"，较温病宽泛得多，故曰"然较之杂证，则有不同也。"

第十条

【原文】

再论三焦不得从外解，必致成里结。里结于何？在阳明胃与肠也。亦须用下法，不可以气血之分谓其不可下也。惟伤寒热邪在里，劫烁津液，下之宜猛；此多湿热内抟，下之宜轻。伤寒大便溏为邪已尽，不可再下；湿温病大便溏为邪未尽，必大便硬，乃为无湿，始不可再攻也。

【求索】

本节论述湿热夹滞里结阳明，与伤寒腑实的证治比较分析。

（一）关于三焦的概念

关于三焦的含义、形态、功能、病证，历代多有争议，故有进一步探讨之必要。

1. 三焦为水道

《素问·灵兰秘典论》曰："三焦者，决渎之官，水道出焉。"三焦是水液输布、代谢的通道。三焦在水液输布、代谢的过程中，它不是一个像水管一样的被动通道，而是具有气化功能的主动过程，只有在三焦气化的作用下，水液才能在三焦中正常流通、输布、代谢。

2. 三焦为水谷之道路

《难经·三十一难》曰："三焦者，水谷之道路，气之所终始也。"《内经》称三焦为水道，《难经》称三焦为水谷之道，除水之外，又多了一项谷道的功能。联读下文，若三焦以部位论，涵盖了上焦心肺、中焦脾胃、下焦肝肾及六腑的功能，包括了饮食的受纳、消磨、腐熟、吸收、转输、排泄的全过程。若三焦作为原气的通道来讲，则没有对有形饮食的受纳、消磨、腐熟、排泄的功能，而只是对饮食的精微有通行敷布的作用。

"气之所终始也。"什么气？《难经·六十六难》曰："三焦者，原气之别使也，主通行三气，经历于五脏六腑。"三气，指宗气、营气、卫气而言。此三气，乃原气之别。原气者，乃人身本无之气，性命所系，禀之于先天，充养于后天。脾胃乃生化之源，后天之本，化生饮食精微，以滋养五脏六腑及组织器官，亦充养先天之原气。三焦为水谷之道路，即具有转输、敷布饮食精微及肾间原气之功。何谓气之终始？乃三焦运行、输布之原气，经历五脏六腑，直达十二经之原，此乃原气活动出入留止之所在，

平脉辨证温病求索（第二版）

故曰"气之所终始也"。

3. 三焦为原气之别使，气化之总司

《难经·六十六难》曰："三焦者，原气之别使也，主通行三气，经历于五脏六腑。"由于原气通过三焦，输布于不同部位，发挥不同作用，因而有宗气、营气、卫气之称，实则皆为原气之别称，故曰原气之别也。又云宗气、营气、卫气皆原气之分支、原气之别称，皆受原气之役使，受原气之所辖，故曰原气之使也。

三焦之气，始于肾间原气，经历五脏六腑，其络者，留止于十二经之原。十二经皆以腧为原，"故所止辄为原。"

《难经·三十八难》云："三焦也，有原气之别焉，主持诸气。"人身之脏腑经络，组织器官，皆有气，气的主要功能是气化。而各部的气化功能皆本源于肾之元气。三焦为元气之别，是元气的通道，所以从一定意义上讲，人身各部之气皆由三焦主持，故后世医家称三焦为气化之总司。《中藏经》曰："三焦者，人之三元之气也，总领五脏六腑、营卫、经络、内外上下之气也。三焦通，则内外左右上下皆通也，其于周身灌体，和内调外，营左养右，导上宣下，莫大于此者也。"

4. 部位概念

《灵枢·营卫生会》曰："上焦出于胃上口……中焦亦并胃中，出上焦之后……下焦者，别回肠，注于膀胱而渗入焉。"

《难经·三十一难》曰："上焦者，在心下，下膈，在胃上口……中焦者，在胃中脘……下焦者，当膀胱上口。"

根据三焦部位，包括的脏腑不同，其功能有别。《灵枢·营卫生会》曰："上焦如雾，中焦如沤，下焦如渎。"三焦失调，则产生相应病变，如《灵枢·邪气脏腑病形》云："三焦病者，腹胀气满，小腹尤坚，不得小便，窘急，溢则为水，留则为胀。"《灵枢·本输》曰："三焦者……约下焦，实则闭癃，虚则遗溺。"

5. 三焦的形态问题

《难经》提出三焦"有名而无形"。可是在《内经》中，并未否定三焦的形态。《灵枢·本输》曰："三焦者，中渎之府也，水道出焉，属膀胱，是孤之腑也。"《灵枢·经水》曰："若夫八尺之士，皮肉在此，外可度量切循而得之，其死可解剖而视之，其脏之坚脆，府之大小……皆有大数。"三焦为六腑之一，亦当有大数。若有名无形，则无法度量、视之。《灵枢·本脏》又云三焦"厚""薄""缓""急""直""结"等，可见三焦是有形质的。

可是，其形质到底是什么样呢？历代争论颇多。余以为三焦应指皮肤脏腑纹理。《灵枢·本脏》曰："肾合三焦膀胱，三焦膀胱者，腠理毫毛其应。"肾中原气，通过三焦，布散于周身；肾的气化，使津液敷布全身，此即"水精四布，五经并行"。《金匮要略》云："腠者，是三焦通会元真之处……理者，是皮肤、脏腑之纹理也。"这种纹理，密密麻麻，纵横交错，人身之上下内外无处不在。原气正是通过这密密麻麻的纹理，达于脏腑肌肉，直到全身的皮肤、毫毛，这就是"五脏元真通畅，人即安和"。这密密麻麻、大大小小的纹理，就是三焦，就是通会元真之处。所以，三焦不仅有名，且有形。

6. 三焦在温病中的应用

前已述及，三焦有部位、水道、元气之别使、属少阳等多层含义。温病中三焦的含义，是指部位而言，上焦心肺，中焦脾胃，下焦肝肾。吴鞠通的三焦辨证，即采用了三焦是部位这一概念。

而本条叶氏所说的"三焦不得从外解，必致成里结"，却使用了三焦属少阳这一概念。三焦为手少阳，位居表里之间，属半表半里（注：与伤寒之少阳有别，详见拙著《中医临证一得集·论少阳病小柴胡汤本质及应用》）。邪不外解，必内传入里。

入里，入于何处？是否"必致成里结"？未必。里结，只是入里之一途，尚可内入阳明、三阴等，试观《临证指南医案·湿》张妪案："体壮有湿，近长夏阴雨潮湿，著于经络，身痛自利发热。仲景云，湿家大忌发散，汗之则变痉厥。脉来小弱而缓，湿邪凝遏阳气，病名湿温，湿中热气，横冲心包络，以致神昏，四肢不暖，亦手厥阴见症，非与伤寒同法也。注云：湿温邪入心包。

犀角、连翘心、元参、石菖蒲、金银花、野赤豆皮，煎送至宝丹。"

此案，湿热未解，虽已入里，但并未入阳明，而是入心包。所以"必"成里结，有失偏颇。

即使湿热内结阳明，亦未必皆成里结，尚可成湿热蕴遏阳明，升降失司，大便溏而不爽，或成湿热痢；亦可成协热下利；亦可湿化热入阳明，成阳明无形热盛的白虎汤证，此等皆非下法所宜。若湿已化热化燥，传入阳明，成阳明腑实时，此时当下。

然此时与伤寒胃家实证已无原则区别，亦以三承气为主下之。只有湿热胶结阳明，阻遏气机，腑气不通，便黏秽不爽，方可下之。此下之，应以小承气汤为主，行气导滞，通其腑气。他如枳实导滞丸、木香槟榔丸、洁古芍药汤、导气汤等，皆与小承气法合，可酌而用之。

一下而邪不尽者，可二下、三下，务使邪尽。而伤寒之阳明胃家实，乃寒邪化热入里，与糟粕相搏结，并无湿邪，大便或硬，或热结旁流，症见痞满燥实坚，脉沉实，苔黄而干，或黑而起芒刺，恐邪热伤阴，下之宜猛，如少阴三急下法。湿温证，因湿盛则濡泄，故大便溏为邪未尽，必大便硬，为邪已尽也。伤寒大便溏，为邪已尽，不可再下。

叶氏在本段中提出的便溏与便硬问题，乃是疗效标准，也是最佳药效标准，与测汗法、测尿法具同样意义，故可称为测便法。

（二）不可以气血之分谓其不可下也

这句话有重要的理论价值和实践指导意义。伤寒胃家实与湿温搏结胃肠，显然皆属气分证，用下法肯定无疑。这句话的重点讲的是血分证用下法问题，不要因气血之分就不可下。举血可以赅营，这里的血分证，实质包括营分证与血分证。

而且，由气分证入于营血，从理论上讲，有两种类型：一种是阳明气分之邪已传入营血，形成血分证；另一种是气分之邪未尽，已然深陷营血。实际情况是，当气分之邪入于营血时，不可能气分之邪已尽。陆九芝精辟地指出："阳明为成温之渊薮。"温病治法无多，非清即下，非下即清，扼守阳明是治温病的关键。

叶氏所提出的"不可以气血之分，就不可下也"，与陆氏观点一致。用此观点指导临床，即使是在邪已入营血之时，仍要顾其气分，兼以清下。便结者，自当下；便溏或下利黏滞臭秽者亦当下，不必顾及在气在血之分。典型的方子当属清瘟败毒饮。

可是叶氏在第8条中云："卫之后方言气，营之后方言血……否则前后不循缓急之法，虑其动手便错，反致慌张矣。"又于第4条中云："入营，即撤去气药。"俨然卫气营血各个阶段界限森然，与"不可以气血之分，就不可下也"有差异，当如何理解？我认为二者各强调了温病传变过程中的不同侧面。前者强调温病传变不同阶段的区别，后者强调不同传变阶段之间的联系。

吾曾于《温病求索》中论证过温病传变只有气血两个阶段。气分证，未传营血之前，可以为一独立阶段，治当以清透气分之邪。若气分之邪已传入营血，在清营凉血透热之时，一定要伍以清解气分之品，因营血之热，是由气分之邪深传而来的，不可能热传营分后，气分之邪就没有了，气分证与血分证是紧密相关联的。

此时，只是气分之邪有轻重之别而已，故清营凉血同时，必兼清透气分之邪。清透气分之邪的方法，或透邪于外，或涌泄于上，或通泄于下，下法乃清透邪热的重要途径，视其证，当下则下，不可囿于热已入血而弃之。

温病的本质是郁热，无论气分血分，都是郁热。凡郁热，都须透热外达。使郁热外达的出路，不外从上、向下、向外。下之，正是透热外达的重要通道，故温病下不嫌早。不论在气在血，不论便结与否，皆可下之，不以气血之分就不可下。

第十一条

【原文】

再人之体，脘在腹上，其位居中，按之痛，或自痛，或痞胀，当用苦泄，以其入腹近也。必验之于舌，或黄或浊，可与小陷胸汤或泻心汤，随证治之；若白不燥，或黄白相兼，或灰白不渴，慎不可乱投苦泄。其中有外邪未解里先结者，或邪郁未伸，或素属中冷者，虽有脘中痞痛，宜从开泄，宣通气滞，以达归于肺。如近世之杏、蔻、橘、桔等，轻苦微辛，具流动之品可耳。

【求索】

本节阐述湿温邪阻脘腹的证治。

（一）论湿温在脘之证治

胃脘痞胀疼痛，乃临床常见之病症，原因甚广。本条乃承接上条，限于湿热所造成的胃脘痞胀疼痛。

即使限于湿热性胃脘痞胀疼痛，伤寒、温病、内伤杂病亦皆有之，其区别何在？内伤之湿热蕴遏而痞胀疼痛者，无外感湿热病的身热、日晡热甚等征象，并无外感热病的传变，且病情反复，病程较长。伤寒，当寒邪化热与湿相搏，蕴阻中焦时，亦可因湿热蕴阻而心下痞胀疼痛，此时与温病的湿温蕴阻中焦相同。二者的区别在于病程演变不同，伤寒初起为寒邪所伤，后期可伤阳变为寒证；湿温是感受湿热之邪，有正局与变局之传变，后期可化热化燥。

湿热蕴阻中焦，升降失司。清阳不升则生飧泄，浊阴不降则生䐜胀，呕恶不食等随之而见。治当苦泄，即辛以开郁，宣通阳气；苦以降泄，清热降浊，此亦分消之意。

《临证指南医案·湿》李案："湿热浊气，交扭混乱，前辈治中满，必曰分消。此分字，明明谓分解之意。"湿热交扭，治当分解。湿为阴邪，得温则化；热为阳邪，得寒则清。分解之法，必辛热以化阴浊，苦寒以泄阳热，分而治之，此即分消。

仲景之半夏泻心汤乃辛开苦降的代表方剂，治心下痞。阴阳相交谓之泰，阴阳不交谓之否。阴阳何以不交？乃脾胃升降失司，阴不升，积于下而为寒；阳不降，积于上而为热，于是寒热错杂，中焦痞塞。人参、甘草、大枣补益中气，复脾胃升降之职；黄芩、黄连清热，干姜散寒，半夏交通阴阳。湿热壅塞中焦者，湿为阴邪，热为阳邪，阴阳交错，升降失司，亦应予泻心汤辛开苦降。《温病条辨·卷二》第54条即用泻心法治中虚湿热内陷者。

至于小陷胸汤，治痰热互结之小结胸，心下按之痛，脉浮滑者。此方清热化痰宽中，亦为辛开苦降之方。半夏辛温，涤痰散结；黄连苦寒，泄热降浊；瓜蒌甘寒滑润，荡热涤痰，助黄连清热，协半夏化痰，使痰热分消，痰热结滞得散。

（二）论湿热蕴阻中焦之舌象及治则

湿热蕴阻中焦而脘部痞胀痛，虽大法用苦泄，但又不可孟浪，当参之于舌，因过寒则湿不化，热亦难透。

"苔黄或浊"。苔黄腻，乃湿热蕴阻，当化湿清热。因湿为阴邪，性黏腻难化，在化湿清热之中，化湿应重。设湿与热各占一半，则化湿应占七成；若热重湿轻，湿仅占三成，则化湿之力亦应占五成。即使温化太过而热化，只要湿去则热易清，宁其热化，不使寒化。

湿与热比重的权衡，黄多者热多，腻多者湿多，津少者热多津伤，滑润者湿多，但亦要参之于脉、症、神、色等，不可仅据舌苔以断。

"或白不燥，或黄白相兼，或灰白不渴，慎不可乱投苦泄。"反而不燥者，湿气重；灰白不渴者，乃素属中冷者；黄白相兼者，已化热然湿尚重，苦泄皆当慎用。"宜从开泄，宣通气滞，以达归于肺。如近世之杏、蔻、橘、桔等，是轻苦微辛，具流动之品可耳。"这段话告诫我们，湿热蕴于胃脘而痞胀疼痛，务在宣通气滞以化湿透热，慎用苦寒。

（三）达归于肺

湿热在中焦，为何要达归于肺呢？此话如何理解？

《伤寒论》第243条云："食谷欲呕，属阳明也，吴茱萸汤主之。得汤反剧者，属上焦也。"呕，本属阳明，治之不愈，何言属上焦呢？

薛生白《湿热论》于首条自注中云："阳明之表，肌肉也，胸中也。"于第17条云："湿热证，呕恶不止，昼夜不差，欲死者，肺胃不和，胃热移肺，肺不受邪也。"自注中云："肺胃不和，最易致呕，盖胃热移肺，肺不受邪，还归于胃。"

仲圣与叶、薛，皆提出胃与肺的关系问题。

叶氏所云为湿郁中焦，或湿重热轻者，不可乱投苦泄，当从开泄，以宣通气滞。肺主一身之气，且通调三焦，主治节。必待肺气畅，方能脾升胃降。只有脾升胃降，升降之职复，湿方能化。故予杏、蔻、橘、桔等轻苦微辛之品，开畅肺气，宣通气滞，中焦湿浊方化。

薛氏所言，指胃中郁热上冲而呕不止。火郁发之，胃中郁火欲散，必展布气机，气机畅，郁火方能透达于外而解。肺主气，肺气不宣，郁火不达，故呕恶不止。薛氏用苏叶开宣肺气，肺气开，胃中郁火可假肺道达于肌表而解。

仲景所言乃指胃寒，以吴茱萸汤温胃散寒降逆，得汤反剧，当责肺气郁而不宣，胃邪无以外达，故得汤反剧。薛氏以苏叶开宣肺气，此证可借而用之，于吴茱萸加苏叶以开宣肺气，当可避免得汤而剧。

肺胃不和，晨乃致吐。开宣肺气，亦在上者因而越之之意。

第十二条

【原文】

又有舌上白苔黏腻，吐出浊浓涎沫者，其口必甜，此为脾瘅，乃湿热气聚，与谷气相抟，土有余也，盈满则上泛，当用佩兰叶，芳香辛散以逐之。若舌上苔如碱者，胃中宿滞，夹浊秽郁伏，当急急开泄，否则闭结中焦，不能从募原达出矣。

【求索】

此论湿热上泛及胃中宿滞夹秽浊之气的证治，可分二段讨论之。

（一）"舌上白苔黏腻"至"芳香辛散以逐之"

白苔黏腻、吐浊厚涎沫、口甜，此湿热上泛，发为脾瘅。瘅者，热也。脾瘅即脾热也。当予分消走泄。方中加佩兰，取《内经》兰草汤之意，除陈气。

（二）"若舌上苔如碱"至结尾，为第二段

苔如碱者，状似碱块，白厚板硬。此宿滞秽浊之气搏结，闭结中焦，不得外达募原而解。当急急开泄，祛除壅塞，透邪外达。

第十三条

【原文】

再舌苔白厚而干燥者，此胃燥气伤也，滋润药中加甘草，令甘守津还之意。舌白而薄者，外感风寒也，当疏散之。若薄白而干者，肺液伤也，加麦冬、花露、芦根汁等轻清之品，为上者上之也。若苔白而底绛者，湿遏热伏也，当先泄湿透热，防其即干也，此可勿忧，再从里透于外，则变润也。初病舌即干，神不昏者，宜急养正，微加透邪之药；若神已昏，此内溃，不可救药矣。

【求索】

此言白苔的变化及其证治。

（一）苔白厚而干燥者

此湿浊未化而津已伤，致苔白厚而干。治当化湿方中加生津之品，如麦冬、花露、芦根汁，或石斛、天花粉等。叶氏云"此胃燥气伤也"，指舌干而言；"滋润药中加甘草，令甘守津还之意"，亦指舌干而言，滋润药中加甘草，以生甘草为佳，泻火守中以使津还。

（二）舌白而薄者

常人亦当有薄白苔。若为外感，苔薄白者无热，乃风寒外感所致，当

平脉辨证温病求索（第二版）

辛温散寒解表。

"若薄白而干者"，乃肺津伤也，表散之中，可加麦冬、花露、芦根汁，以护津液。上焦如羽，肺位最高，必轻清而上者方能治上。

（三）若苔白而底绛者，湿遏热伏也，当先泄湿透热，防其即干也，此可勿忧，再从里透于外，则变润也

白苔，湿也。其苔可白可厚，可腻可干，可白黄而腻，皆湿遏之象。湿遏则热伏，热不得透达于外而解，必逼热内窜入营，见神志病证。此时治法，"当先泄湿透热"，这是一个重要原则。若以清营为主，则湿难化，热更炽，关键使营热透转气分而解。如何透？当祛除壅塞，畅达气机。气机为何不畅？湿遏使然，故当先泄湿，以使热透。湿去，气机畅，三焦通，津可布，舌自润。

（四）初病舌即干，神不昏者，宜急养正，微加透邪之药；若神已昏，此内溃，不可救药矣

舌干，无外两类原因：一是邪阻，津不上承，包括热耗津亏；痰湿阻遏，气化不利，三焦不通，津液不布。一是正虚，或津亏，或阳弱，不能蒸腾阴液。本条舌干乃湿热阻遏所致，邪结重者，舌起病即干。神不昏者未入心包，邪尚在肺胃，当清化湿热，宣畅气机。

若初病神已昏，乃湿热蒙蔽心包，未必不可救，菖蒲郁金汤、至宝丹等可酌用。

第十四条

【原文】

前云舌黄或浊，当用陷胸、泻心，须要有地之黄，若光滑者，乃无形湿热，已有中虚之象，大忌前法。其脐以上为大腹，或满或胀或痛，此必邪已入里，表证必无，或存十之一二。亦须验之于舌，或黄甚，或如沉香色，或如灰黄色，或老黄色，或中有断纹，皆当下之，如小承气汤，用槟榔、青

皮、枳实、元明粉、生首乌等皆可。若未现此等舌，不宜用此等药，恐其中有湿聚太阴为满，或寒湿错杂为痛，或气壅为胀，又当以别法治之矣。

【求索】

本节论湿温病腹满胀痛用下法的舌象及鉴别。

（一）湿温腹满胀痛用下法的舌象

湿温入于阳明，有湿重于热、湿热并重、热重于湿之不同，都可出现腹胀满痛的症状。然湿温蕴于阳明而下者，当据舌征、脉征、腹征而断。舌征乃三征之一，虽有重要价值，但又不可仅据舌征。

1. 舌征。湿盛者，苔当白腻而滑，舌不红；若伴阳虚者，舌当淡胖。湿重于热者，舌苔白腻，或白润微黄。湿热并重者，苔黄腻舌红。热重于湿者，舌红或绛，苔黄薄腻少津。若湿已化热化燥，舌红或红而苍老，苔黄而干，或如沉香色，或如灰黄色，或老黄色，或中有断纹，皆当下之。此黄当有地之黄，若松浮而滑润，刮之即去，乃无地之黄，为无形湿热，已见虚象，忌用苦泄。

2. 脉征。湿盛者脉濡。濡乃奭也，非浮而柔细之谓。阳虚湿盛当濡缓无力。湿重于热者，脉濡滑略数。湿热并重者，脉濡数略大。热盛于湿者，脉滑数兼濡，或大，或沉。湿已化热化燥者，脉滑数洪大，或沉滑数，或沉迟涩小而躁动不宁。

3. 腹征。湿盛则脘腹胀满微痛便溏，阳虚湿盛则脘腹胀满疼痛而寒，喜暖喜按，下利便溏。湿重于热者，腹胀满疼痛，便溏不爽。湿热并重者，脘腹胀满疼痛，便溏不爽，黏滞臭秽。热重于湿者，腹胀满疼痛而热，下利色褐臭秽，或便下脓血，或便结。热已化热化燥者，腹痞满燥实坚，便硬，或纯下青水，或血水。

（二）中医下法有多种，而针对湿热蕴结阳明而下者，主要有两种：一是下滞，一是下结

1. 下滞者，为湿热胶结，脘腹胀满疼痛且热，便黏褐不爽，或便脓血，苔黄腻，脉滑数兼濡而沉者。当清热导滞，如小承气汤法，用槟榔、

青皮、枳实、玄明粉、生首乌等。

2.下结者，湿已化热化燥，热结阳明者，舌黄甚，或如沉香色，或如灰黄色，或老黄色，或中有断纹，脉沉实，脘腹胀满疼痛或坚硬拒按，当用调胃承气汤或大承气汤，下其热结，存其津液。若未见此舌征、脉征、腹征者，虽有脘腹胀满疼痛，不可贸然峻下。

我强调的是不可峻下，若轻下，给热邪以出路，对温病透热外达是有益的，如升降散，温病初起即下之。

第十五条

【原文】

再黄苔不甚厚而滑者，热未伤津，犹可清热透表；若虽薄而干者，邪虽去而津受伤也，苦重之药当禁，宜甘寒轻剂养之。

【求索】

本节以黄苔干或润，辨津伤与否。

黄苔示湿温已然化热，其厚与薄，标志湿浊的轻重；其润与干，反映津伤程度。若苔薄黄而干，乃湿已去，津已伤，苦重之药当禁。所谓苦重，当指苦温、苦燥、苦寒之类，恐其伤津。宜甘寒之品清热养津，如芦根、石斛、麦冬、天花粉之类。若苔黄薄腻而滑者，湿热未尽津未伤，当以分消走泄，透邪于外，微汗而解。

第十六条

【原文】

再论其热传营，舌色必绛。绛，深红色也。初传绛色，中兼黄白色，此气分之邪未尽也，泄卫透营，两和可也。纯绛鲜泽者，包络受邪也，宜犀角、鲜生地、连翘、郁金、石菖蒲等清泄之。延之数日，或平素心虚有痰，外热一陷，里络即闭，非菖蒲、郁金等所能开，须用牛黄丸、至宝丹之类以开其闭，恐其昏厥为痉也。

【求索】

本条论邪入营之舌象及治法。

绛舌的意义：

1.绛舌是热入营血的主要标志之一

叶氏语气非常肯定，"其热传营，舌色必绛。"

舌为何绛？是由于热邪深陷营分，耗伤营阴，且营血凝泣，故而舌绛。三个因素之中，热陷营分是主要原因，所以治疗当重在清透营分之郁热，佐以滋阴、活血。

2.初传绛色，中兼黄白色，此气分之邪未尽也，泄卫透营，两和可也

绛色指舌质，是热入营血的重要指征；黄白指舌苔，是气分之邪的重要指征，只要有舌苔，就有气分之邪。"初传绛色，中兼黄白色"，此邪已入营，气分之邪未尽。此时虽已入营，治当以清透气热为重，只有气分畅达，营热才得以透转，此亦治温重在扼守阳明之意。"泄卫透营"，卫属气分阶段，所谓泄卫，并非解表，仍是清透气分，使营热透转气分而解。

3.纯绛鲜泽者，包络受病也

纯绛者，已无舌苔；鲜泽者，未苍老坚敛，乃营阴损伤未甚。此热初入营，包络受病，即第4条所云："营分受热，则血液受劫，心神不安，夜甚无寐，或斑点隐隐。"宜犀角、鲜生地、连翘、郁金、石菖蒲等，清透营热。

4.热闭心包

热闭心包，则灼热肢厥，神昏谵语，为温病之危候。产生的原因，或肺卫不宣，逼热入营，逆传心包，治当泄卫透营；或阳明浊热上熏心包，

平脉辨证温病求索（第二版）

治当开泄，荡其热结；或湿热蒙蔽心包，当化浊开窍；或热陷心包，治当清心开窍。平素心阴虚，或平素有痰、有瘀者，易致邪陷，热与痰瘀相搏结，则病势益笃，治当养阴清热，涤痰化瘀开窍，务使深陷之热邪透转气分而解。治神昏，重在祛除壅塞，展布气机，使热有外达之路，非动辄"三宝"。

5. 泄卫透营

"泄卫透营"体现了叶氏的一个重要学术思想，因温病的本质是郁热，即使已热陷营分，出现昏迷的重症，仍要立足于透热外达。泄卫，就是祛其壅塞，展布气机，使已陷之热邪，有外达之出路。王孟英曰："凡视温病，必察胸脘，如拒按者，必先开泄。"柳宝诒云："凡遇此等重症，必先给邪以出路。"皆强调透转之重要。

《中医对几种急性传染病的辨证论治》中有"中医治疗重症肺炎 44 例临床报告"，患者皆高热，肺实变，伴昏迷 23 例，抽风 12 例，肝肿大 35 例。结果：死亡 10 例，痊愈 34 例。其中以桑菊饮治之者 9 例，以麻杏石甘汤治之者 9 例，葛根芩连汤治之者 3 例，小陷胸汤治之者 3 例。虽高热喘憋、神昏痉厥、心衰，但用方非常轻灵，务在使热透转，贯穿了叶氏的学术思想，展现了大医妙手之风采，令人景仰。

第十七条

【原文】

再论舌绛而干燥者，火邪劫营，凉血清血为要。色绛而舌心干者，乃心胃火燔，劫烁津液，即黄连、石膏亦可加入。

其有舌心独绛而干者，亦胃热而心营受烁也，当予清胃方中加入清心之品，否则延及于尖，为津干火盛之候矣。舌尖独绛而干，此心火上炎，用导赤散泻其腑。

若烦渴，烦热，舌心干，四边色红，中心或黄或白者，此非血分也，

143

乃上焦气热烁津，急用凉膈散散其无形之热，再看其后转变可也。慎勿用血药，反致滋腻留邪。至舌绛望之若干，手扪之原有津液，此津亏湿热熏蒸，将成浊痰蒙闭心包也。

【求索】

（一）舌绛而干燥者，火邪劫营，凉血清血为要

舌绛乃热入营血的指征，干燥乃津亏的表现，此乃热入营血所致。

1. 热入营血

主要出现四个方面的病理改变。

（1）热陷心包，逼乱神明

出现神昏、谵语、躁狂等。

（2）耗伤营阴

热盛阴伤，神无所倚，心中怵惕烦乱，憺憺大动。血脉失充，脉细沉而数急，或阴不制阳而脉浮而虚大，舌光绛而干燥。

（3）瘀血阻塞

热耗阴血，血稠浊而行泣，瘀血乃成。瘀阻脏腑、器官、血脉，不仅产生脏腑器官的功能失常，且瘀阻血脉，血不循经，可造成广泛出血。

（4）动血

热入营血，不仅灼热肢厥，神昏动风，且可广泛出血。出血的主要原因，一为瘀血阻塞血不循经，一为热迫血妄行，二者同时并存。

2. 凉血清血

此为热入营血之治则，这与血分证"直须凉血散血"之治则一致。

"火邪劫营"，本当凉营清营，何言"凉血清血"？因举血可以赅营，营血本属同一传变阶段，所以治则亦无原则区别。这再次证明叶天士"卫气营血"传变体系，其实只有气血两个阶段这一论点。

"色绛而舌心干者，乃心胃火燔，劫烁津液，即黄连、石膏亦可加入。"

舌绛乃热入营血，舌干乃热盛津伤。心主血属营，心火乃指营血热

盛；胃火乃指气分热盛，所以心胃火燔，实为气血两燔，治当气血两清，方如化斑汤、清瘟败毒饮等。

"加入"，即加入前条所列之方：犀角、鲜生地、连翘、郁金、菖蒲方中。黄连泻心火，然苦寒又易伤阴，但有鲜生地监之，除其伤阴之弊。

（二）其有舌心独绛而干者，亦胃热而心营受烁也，当予清胃方中加入清心之品，否则延及于尖，为津干火盛之候矣

绛乃热已入营，舌中干为胃热津伤。清胃之方当首选白虎汤，清心之品当犀角地黄之类，气营两清，防干绛之舌象延及舌尖，为津干心火亢盛之候。

（三）舌尖独绛而干，此心火上炎，用导赤散泻其腑

舌尖属心，舌尖绛而干者，乃心火炎盛而津伤，当清心火养心阴，可予导赤散加增液汤。

（四）若烦渴，烦热，舌心干，四边色红，中心或黄或白者，此非血分也，乃上焦气热烁津，急用凉膈散散其无形之热，再看其后转变可也

舌心苔或白或黄而干，乃肺胃热盛津伤；四边色红，乃气热淫及四旁，当清其上焦之热，予凉膈散等。

"慎勿用血药"，当指滋阴养血之品，防滋腻留邪。

（五）舌绛望之若干，手扪之原有津液，此津亏湿热熏蒸，将成浊痰蒙闭心包也

望之绛而干，此热入心营。扪之有滑腻之感，乃热夹痰浊，欲蒙闭心包。痰从何来，可素有痰浊，或烁液成痰，痰热互结，蒙闭心包，致成昏厥。

第十八条

【原文】

舌色绛而上有黏腻，似苔非苔者，中夹秽浊之气，急加芳香逐之。舌

绛而抵齿难伸出口者，痰阻舌根，有内风也。舌绛而光亮者，胃阴亡也，急用甘凉濡润之品。舌绛而有碎点黄白者，将生疳也；大红点者，热毒乘心也，用黄连、金汁。其有虽绛而不鲜，干枯而痿者，此肾阴涸也，急以阿胶、鸡子黄、地黄、天冬等救之，缓则恐涸极而无救矣。

【求索】

再论绛舌的变化及论治。

（一）舌色绛而上有黏腻，似苔非苔者，中夹秽浊之气，急加芳香逐之

舌绛，乃热邪已入营血。然上有黏腻似苔非苔，乃夹秽浊之气。秽浊者，即湿浊也。湿遏则热伏，逼热内窜心营。清营凉血之时，必加芳香逐秽之品，如犀角、菖蒲、郁金等，重则加至宝丹，以辟秽开窍，畅达气机，使已陷心营之热邪，透转气分而解。

（二）舌绛，而抵齿难伸出口者，痰阻舌根，有内风也

舌短而僵，不能伸出口，乃舌謇也，此为瘀热夹痰而化风，阻于舌本所致。杂病之中风病（脑血管意外）常见此证。舌绛紫痿软不能伸，为肝肾阴竭；若舌绛紫而僵硬不能伸出口者，乃风痰阻于舌本。舌颤、舌歪者，亦皆风痰作祟，或夹瘀夹热，相互搏结使然。法当涤痰开窍，或伍以清心活血之品。

（三）舌绛而光亮者，胃阴亡也，急用甘凉濡润之品

舌绛而光亮无苔，俗称镜面舌，胃阴亡也，甘凉濡润之品，可选益胃汤、沙参麦冬饮等。若光绛而枯痿者，乃肾阴涸也，可选加减复脉等方。

（四）若舌绛而干燥者，火邪劫营，凉血清火为要

此热邪入营，而营阴已伤，可选清营汤、犀角地黄汤等方。

（五）舌绛而有碎点黄白者，当生疳也

疳，义广。此温病致疳者，当指舌疳、牙疳之类，乃火毒腐败气血而溃烂成疳。

平脉辨证温病求索（第二版）

146

（六）大红点者，热毒乘心也，用黄连、金汁

舌绛乃热入营血，大红点者，红而晶莹，突起如粟，乃心经热盛，以黄连、金汁，清热解毒。

第十九条

【原文】

再有热传营血，其人素有瘀伤宿血在胸膈中，舌色必紫而暗，扪之潮湿，当加散血之品，如琥珀、丹参、桃仁、丹皮等。否则，瘀血与热为伍，阻遏正气，遂变如狂发狂之证。若紫而肿大者，乃酒毒冲心；紫而干晦者，肾肝色泛也，难治。

【求索】

此瘀热互结于营血的证治。

（一）瘀血何来

温病瘀热互结者，其瘀血可有两个来源：一是其人宿有瘀血在胸膈；二是热陷营血，煎烁阴血，血稠行泣而成瘀血。

（二）何以知有瘀血

（1）舌

必紫而暗，扪之湿。

舌绛、深绛、舌紫、舌暗、舌有瘀斑等，皆为有瘀血的指征，程度不同而已。

（2）症

"瘀血与热为伍，阻遏正气，遂变为如狂发狂之证。"瘀热阻闭心窍，神明乱，神机化灭，故如狂发狂。《伤寒论》瘀热互结之桃核承气汤、抵当汤，皆有此症，同理。

（3）脉

典型血瘀脉当涩。但由于瘀血程度不同，其病位、兼夹之异，瘀血无定脉。

《伤寒论》《金匮要略》曾列出许多瘀血的症状，如健忘、但欲漱水不欲咽、肌肤甲错、癥瘕、闭经、出血、狂躁、面色黧黑、唇口干燥、阴虚劳热等，皆可参。

（三）瘀热治法

当于清营凉血方中，"加入散血之品"。此即血分证之治疗大法——"凉血散血"。凉血，乃清透血分之热；散血有两层含义，一为活血化瘀，一为散血中伏热。

（四）舌"紫而肿大者，乃酒毒冲心"

实为酒毒积热而舌肿血瘀。

（五）舌"紫而干晦者，肾肝色泛也，难治"

干晦为肝肾真阴耗竭，紫乃血瘀甚者，甚至舌謇而暗紫，故难治。

第二十条

【原文】

舌若淡红无色，或干而色不荣者，乃是胃津伤而气无化液也。当用炙甘草汤，不可用寒凉药。

【求索】

舌色淡红，虚也。干而不荣，津气而伤也。炙甘草汤气阴两补，故可用之。

第二十一条

【原文】

再有不拘何色，舌生芒刺者，皆是上焦热极也，当用青布拭冷薄荷水揩之，即去者轻，旋即生者险矣。

【求索】

无论苔黄灰黑，干而起芒刺者，皆热盛津伤。旋揩旋出，秽浊之邪重也。

第二十二条

【原文】

舌苔不燥，自觉闷极者，属脾湿盛也。或有伤痕血迹者，必问曾经搔挖否，不可以有血而便为枯证，仍从湿治可也。再有神情清爽，舌胀大不能出口者，此脾湿胃热，郁极化风，而毒延于口也，用大黄磨入当用剂内，则舌胀自消矣。

【求索】

1.舌苔不燥者，脾湿盛而津未伤，湿邪窃踞阳位，阻闭胸阳，自觉闷极。闷甚则瞀乱，翻身打滚，搔挖其胸，斑斑血迹，此属痧胀。医者见其"伤痕血迹"，或误为血枯生风而瘙痒，致挠挖之血痕，予以养血。此湿阻气机，仍从湿治可也。

2.舌胀大不能出口，神清者，邪未入心，乃湿热上熏而舌肿大，此与酒客舌大同。当清化湿热，磨入大黄，清热活血解毒。

第二十三条

【原文】

舌无苔而有如烟煤隐隐者，慎不可忽视。如口渴烦热而燥者，平时胃燥也，不可攻之，宜甘寒益胃。若不渴，肢寒而润者，乃夹阴病，宜甘温扶中。此何以故？外露而里无也。

【求索】

此论黑苔的鉴别及证治。

舌无苔，然罩一层黑气如煤烟，有寒热虚实之异。伴口渴烦热而躁者，此胃热津燥，不可攻之，宜甘寒益胃，如益胃汤、沙参麦冬汤等。若不渴肢寒而润，舌如煤烟者，乃虚寒也，当甘温扶中，如理中汤等。"里无者"，乃里无热结也，非阳明腑实。

第二十四条

【原文】

舌黑而滑者，水来克火，为阴证，当温之。若见短缩，此肾气竭也，为难治，惟加人参、五味子，或救万一。舌黑而干者，津枯火炽，急急泻南补北。若黑燥而中心厚者，土燥水竭，急以咸苦下之。

【求索】

此言黑苔的类型及证治。

1. "苔黑而滑者"，为阴寒证，当温阳。

2. 舌黑而短缩，此舌謇也，肾气竭，当益肾回阳，加人参补元气，加五味子敛真气之浮越。

3. "舌黑而干，津枯火炽，急急泻南补北"，可取玉女煎法。

4. "若黑燥而中心厚者，土燥水竭，急以咸苦下之"，可选大承气，急下以存阴；或增液承气，泄热滋水，并行不悖。

第二十五条

【原文】

若舌白如粉而滑，四边色紫绛者，温疫病初入募原，未归胃腑，急急透解，莫待传入而为险恶之症。且见此舌者，病必见凶，须要小心！

【求索】

此论温疫邪伏募原证之舌证并治。

白苔厚如积粉，其秽浊重也。秽浊盘踞募原，阻隔表里，邪不得外达，转而内攻。四边皆紫绛者，乃逼邪入于肝胆、心包。急急透解，吴又可创达原饮，溃其募原之伏邪，方虽辛温燥烈，然伏邪闭结甚者，非此不可，随症加减，确有卓效。

（一）舌诊规律

舌诊应包括舌质、舌苔、舌体、舌态。叶氏舌诊，详于舌质、舌苔，对舌体、舌态言之简。

舌质的规律，我喻为烤肉条。颜色的变化，新鲜的红肉条色红活，若烤之，色由红活变深红，即绛色，再到深绛、红暗、紫暗。舌体亦随火烤的时间而由鲜泽逐渐变为苍老坚敛、瘦小，随色泽与质地的变化，说明热势越重越深，津液越来越干涸，舌体越来越瘦小，甚至舌謇不能伸出口。若虚证之舌质，仿佛鲜肉在水里泡，越来越淡，舌体越来越胖大，越来越水滑，舌呈胖淡嫩滑。

舌苔的变化，可喻为贴饼子。开始色白，润泽，随火的加大，由白润变微黄、干黄、灰干、黑干。若虚证，则苔由薄白而润，变黄、变灰、变黑，而水滑厚腻。

这个比喻虽未尽符，然亦大致反映温病舌质舌苔的变化，形象易记。

（二）舌诊的价值

我毕业后，开始即在儿科任中医大夫，看的全部是麻疹、流行性脑脊髓膜炎、肺炎、中毒性消化不良、痢疾等急症、重症、危症，全部属于温病范畴，儿科俗称哑科，望神、望色、望舌就尤显重要。

舌诊是在温病学发展起来的，所以，舌诊在温病学中指导价值尤大。温病的主要病理变化是热盛阴伤，随热邪的加重、深入，舌质是红活至绛、深绛、紫暗，舌体也逐渐苍老坚敛。舌苔由薄白逐渐变黄、深黄、变黑；津液也越来越少，舌苔越来越干，甚则起芒刺。舌体越来越瘦小，甚至舌謇。

温病分两类，一为温热，一为湿热。随湿邪的加重，舌苔由薄变厚腻；随津液的耗伤，舌越来越干，呈白厚而干，甚至湿未化而津已伤，如干厚，如碱，如积粉。舌体肿大，甚至不能缩入口。

我由儿科转回门诊后，主要是看内伤杂病，且各科患者都有。我诊病仍然倚重舌诊，因舌诊直观，易于掌握，且望舌可洞观五脏六腑。但常遇到一些舌诊与病机不符的患者，依舌诊来治，往往疗效差，我甚为苦闷纠结，故不断学习反思。

临床 20 年左右，我逐渐认识到，舌诊兴起于温病，叶氏创立了舌诊法，是一重大贡献，因温病的主要病理改变是热盛阴伤，舌诊的变化，基本能反映热盛阴伤的变化规律。所以，舌诊在温病中诊断的权重大。可是到内伤杂病中，因病因、病机复杂得多，不单是热盛阴伤或夹湿的问题，所以舌诊在内科临床中其符合率大大降低。

舌诊在温病中，符合率占 90% 以上，而在内伤杂病中，其符合率不足 40%。若仍以舌诊为重，则必然带来系统性误差，导致临床疗效差，甚至不良后果。所以在行医 20 年后，逐渐形成了以脉诊为中心的辨治方法，即"平脉辨证"。

把温病学中的舌诊直接移到内伤杂病中来，是不可取的，我是有很多教训的。应平脉辨证，以脉解症，以脉解舌，方无定方，法无定法。一切都在变，一切皆须辨。辨证论治是中医的核心特色，而脉诊又是辨证论治体系的精髓、灵魂。本《全集》的核心思想，就是"溯本求源，平脉辨证"。

第二十六条

【原文】

凡斑疹初见，须用纸燃，照看胸背两胁。点大而在皮肤之上者为斑，或云头隐隐，或琐碎小粒者为疹，又宜见而不宜多见。按方书谓斑色红者属胃热，紫者热极，黑者胃烂，然亦必看外症所合，方可断之。春夏之间，湿病俱发斑疹为甚，且其色要辨。

如淡红色，四肢清，口不甚渴，脉不洪数，此非虚斑，即属阴斑。或胸前微见数点，面赤足冷，或下利清谷，此阴盛格阳于上，当温之。若斑色紫而点小者，心包热也；点大而紫，胃中热也。点黑而光亮者，热毒极炽，虽属不治，然其人气血充者，依法治之，或有可救。若黑而晦者，必死。黑而隐隐，四旁赤色者，乃火郁内伏，大用清凉透发，间有转红而可救者。

又有夹斑带疹，皆是邪之不一，各随其部而泄。然斑属血者恒多，疹属气者不少，斑疹皆是邪气外露之象，发出之时，宜神情清爽，方为外解里和；如斑疹出而昏者，此正不胜邪而内陷，或胃津内涸之候也。

【求索】

此论温病中斑疹的意义。

（一）纸燃为察斑疹之法

察斑疹直视不易看清，燃纸测视易看清。燃纸是为了借亮，用手电弱光亦可。

（二）斑疹区分

点大为斑，点小为疹；平摊皮肤上的为斑，抚之不碍手；高于皮肤抚之碍手者为疹。这里有个重要区分标准，叶氏未言。按之不褪色者，即出血性者为斑；按之褪色，即充血性者为疹。当然，热毒重者，疹也可为出血性。毒重疹出密者，也可融合成片，如朝霞或晚霞的红云。

（三）斑疹色泽

疹宜红活，若由红活转为深红、紫黑，皆热毒深重的表现。若色淡，乃虚也。判断斑疹之吉凶顺逆，除察斑疹之外，尚须结合脉舌神色及他症，全面分析。

第二十七条

【原文】

再有一种白㾦，小粒如水晶色者，此湿热伤肺，邪虽出而气液枯也，必得甘药补之。若未至久延，气液尚在未伤，乃为湿郁气分，汗出不彻之故，当理气分之邪。枯白如骨者多凶，气液竭也。

【求索】

此论温病白㾦。

（一）白㾦的生成

白㾦见于湿热温病，由于热蒸汗出肌肤，然汗出未彻，停留于肌肤，形成白㾦，状如水晶，晶莹如小水泡，此湿热蕴蒸所致。

（二）白㾦的临床意义

若白㾦晶莹剔透，气液未伤，多吉。

若白如骨，干瘪，为气液竭也，多凶。

第二十八条

【原文】

再温热之病，看舌之后，亦须验齿。齿为肾之余，龈为胃之络。热邪不燥胃津，必耗肾液，且二经之血走于此处，病深动血，结瓣于上。阳血色紫，紫如干漆；阴血色黄，黄如酱瓣。阳血若见，安胃为主；阴血若见，救肾为要。然豆瓣色者多险，惟症尚不逆者犹可治，否则难治矣。此何故耶？盖阴下竭阳上厥也。

【求索】

此言齿上血瓣之吉凶。

齿瓣皆血结于齿上而成，若血瓣紫如干漆，紫而有光泽，乃胃热上灼胃络，治当清胃散。若血瓣色黄如酱瓣；晦无光泽，乃肾虚所致，肾水下竭，虚火上厥，当滋肾潜阳，此难治。

第二十九条

【原文】

齿若光燥如石者，胃热甚也，证见无汗恶寒，卫偏胜也，辛凉泄卫透汗为要。若如枯骨色者，肾液枯也，为难治。若上半截润，水不上承而心火上炎也，急急清心救水，俟枯处转润为妥。

若咬牙啮齿者，湿热化风，痉病。但咬牙者，胃热气走其络也。咬牙而脉证皆衰者，胃虚无谷以内荣也。此何以故？虚则喜实也。舌本不缩而硬，牙关咬定难开者，此非风痰阻络，即欲作痉症，用酸物擦之即开，酸走筋，木来泄土故也。

【求索】

此论齿之枯燥、咬牙啮齿、口噤痉风等症。

1.齿燥，当视门齿，乃热盛伤津而燥，或胃热伤津，或肺热心火伤津，皆属热、属实。若色如枯骨，燥无光泽，乃肾液枯，难治。

2.咬牙啮齿，肝风内旋，或为虫扰，有虚实之异，以脉别之。

3.舌体板硬，或口噤，皆风痰阻络，欲作痉也。可予乌梅擦之口即开，或针刺以开噤。

第三十条

【原文】

若齿垢如灰糕样者，胃气无权，津亡而湿浊用事，多死。初病齿缝流清血，痛者为胃火冲激，不痛者为龙火内燔。齿焦无垢者死；齿焦有垢者，肾热胃劫也，当微下之，或玉女煎清胃救肾可也。

【求索】

此言齿垢与齿血的不同病机与预后。

1.齿垢乃胃中浊气所结。如灰糕样者，"胃气无权"乃胃虚，不能化其腐浊，故湿气用事，多死。

"齿焦有垢者"，齿焦为肾水亏，齿垢为腐浊熏蒸，微下之，如小承气汤，或玉女煎，清胃滋肾水。齿焦无垢者，水亏而齿焦，无垢乃胃蒸腐无权。

2.齿缝流血，痛者属实，胃火冲微；不痛者属虚，乃阴寒重而龙火飞腾。

第三十一条

【原文】

再妇人病温与男子同，但多胎前产后，以及经水适来适断。大凡胎前病，古人皆以四物加减用之，谓恐邪来害妊也。如热极者，有用井底泥及蓝布浸冷覆盖腹上等，皆是护胎之意，然亦须看其邪之可解而用之。如血腻之药不灵，又当审察，不可固执，仍宜步步保护胎元，恐正损邪陷也。

至于产后，方书谓慎用苦寒，恐伤已亡之阴也，然亦要辨其邪能从上中解者，稍从症用之，亦无妨也，不过，勿犯下焦，且属虚体，当如虚怯人病邪而治。总之，无犯虚虚实实之禁。况产后当血气沸腾之际，最多空窦，邪必乘虚内陷，虚处受邪，为难治也。

【求索】

此言妇人病温之证治。

"妇人病温与男子同"，所异者，妇人胎产经带之殊。胎孕期间，要顾胎气。井泥、冷水覆腹，皆物理降温之法。产褥期，皆云产前多热，产后多虚，也不尽然，余曾以吴茱萸汤治妊娠恶阻，以大承气汤治产后发热。不可仅据俗语而用四物血腻之药，尚须辨证论治，视邪之可解而用之。

第三十二条

【原文】

如经水适来适断，邪将陷于血室，少阳伤寒言之详悉，不必多赘。但数动与正伤寒不同，仲景立小柴胡汤，提出所陷热邪，参、枣以扶胃气，因冲脉隶属阳明也，此惟虚者为合治。若热邪陷入，与血相结者，当宗陶氏小柴胡汤，去参、枣，加生地、桃仁、楂肉、丹皮或犀角等。若本经血结自甚，必少腹满痛，轻者刺期门，重者小柴胡汤去甘药，加延胡、归尾、桃仁，夹寒加肉桂心，气滞加香附、陈皮、枳壳等。然热陷血室之证，多有谵语如狂之象，与阳明胃热相似。此种病机，最须辨别。血结者，身体必重，非若阳明之轻便者。何以故耶？阴主重浊，络脉被阻，身之侧旁气痹，连及胸背，皆为阻室，故祛邪通络，正合其病。往往延久，上逆心包，胸中痹痛，即陶氏所谓血结胸也。王海藏出一桂枝红花汤，加海蛤、桃仁，原欲表里上下一齐尽解之理，此方大有巧妙焉。

【求索】

本条论热入血室之证治。

（一）温病热入血室，与伤寒热入血室有何不同

热入血室者，乃月经适来适断，外邪乘虚而入，热与血相结，出现寒热如疟、胸胁下满、少腹满痛、如见鬼状者，予小柴胡汤，提取下陷之热邪，逆流挽舟。

小柴胡汤乃扶正祛邪之剂，用于少阳证之半虚半实、半阴半阳者。而温病热入血室者，乃热盛，与伤寒之热入血室有别，以其脉数动，知为热盛，故去人参、大枣扶正之品，加生地黄、桃仁、楂肉、牡丹皮或犀角（水牛角代）等，清热凉血活血。

（二）热入血室与膀胱蓄血有何不同

温病热入血室是经水适来适断，热入血室，与血相结。而膀胱蓄血乃太阳之邪随经入腑，与血相结，其人如狂，少腹急结，以桃核承气汤主之。重者，少腹硬满，其人发狂，脉沉结，抵当汤主之。

三者皆为热与血结，但程度有别。轻者，邪乍入，与血相结，用小柴胡汤，提取下陷之热邪。中者，热与血结已重，热邪已无外达之势，故用桃核承气汤，逐其热结。重者，少腹已硬满痛，其人发狂，用抵当汤破其瘀热。至于热邪是在膀胱，还是在血室，还是在其他什么地方，不必过于追求。都是热与血结，病机相同，不必拘于部位，都要清热活血。

（三）热入血室与阳明热结之异同

同点，都可出现神志症状，阳明证可见谵语、躁狂，热入血室，也可有如见鬼状，即幻听、幻视、幻觉、谵语。阳明腑实当有脉征、舌征、腹征。热入血室者，舌可暗红、少腹急结硬满，脉数动，且与月经有关。其实热与血结，未尝不可同时与糟粕相结，桃核承气汤就含调胃承气汤，抵当汤亦有通下之大黄四两。热与血结及热与糟粕相结，不是截然分开的。所以，热入血室与阳明腑实的区别，不以身重还是轻捷为主来区分。

（四）血结胸问题

《伤寒论》有热与水结之结胸，本条提出血结胸，乃热与血结而病位在胸，而且提出延久而心中痹痛，这与冠心病之胸痹有相通之处。王海藏提出桂枝红花汤加海蛤、桃仁，得到叶氏的称赞，其实桃核承气汤、血府逐瘀汤、抵当汤等，皆可视其轻重而用之。

薛生白湿热论求索

概　述

为什么撰写《薛生白湿热论求索》？此皆缘于薛氏为湿热类温病的奠基人。

温病分两类，一类是温热类温病，其奠基人为叶天士，创立了卫气营血辨证论治体系；一类是湿热类温病，其奠基人为薛生白，创立了正局与变局的辨证论治体系。叶、薛二人学说的问世，标志着温病学的形成。

然如今言温病者，皆知卫气营血与三焦辨证，对薛氏的正局与变局辨证体系绝少提及，几至湮没；且皆云《湿热论》杂乱无序，致后人多重新编排，增删，此皆缘于未悟薛氏全篇之构思。薛氏精于医，重于文，倾尽心血，始著《湿热论》，并于自序中曰"寸寸各具酸咸"，焉能杂芜，实则全篇结构严谨，层层深入，井然有序。为传承发扬薛氏之学，故撰《湿热论求索》。

由于《湿热论》诸多版本条文不一，本《求索》采用舒松摩《医师秘笈》35 条本述之。

（一）《湿热论》作者简介

薛雪，字生白，号一瓢。苏州人氏。生于康熙二十年（1681 年），卒于乾隆三十五年（1770 年），享年 90 岁。

少年学诗文，两征鸿博不就。母多病，遂究心医学，博览医笈，得名医王晋三、周扬俊指授，治病每奏奇效，医名与叶天士齐。性孤傲，放诞风雅，轻于医而重于文，善丹青，与袁枚等皆一时名流。

主要著作:《医经原旨》《日讲日记》《薛生白医案》《湿热论》《一瓢诗话》等。

（二）《湿热论》的学术成就

1. 揭示了湿热病不独与伤寒不同，且与温病大异，形成外感病三足鼎立。

2. 揭示了湿热证的传变规律。

（1）范围：包括湿热与暑温。

（2）辨证论治体系：正局与变局。正局是湿热证以脾胃为中心，兼二经之表；变局是湿热已然化热化燥，外兼少阳三焦，内兼厥阴风木。

（3）热证有寒化、热化两种转归。

3. 系统阐述了湿热证的辨证论治规律，理论与实践紧密结合，形成完整的湿热病辨证论治体系。

薛氏于每条之后所附药物，并无方名，亦多数没有药量，这在中医古籍中少有，度其本意在于示人以法，在明其证的基础上，法依证立，方由法出。所列药物，在于医者灵活变通，而不拘于某方某药，显得更加灵通活泼。

第一条

【原文】

湿热证，始恶寒，后但热不寒，汗出，胸痞，舌白，口渴不引饮。

自注：此条乃湿热证之提纲也。湿热证属阳明太阴经者居多，中气实则病在阳明，中气虚则病在太阴。病在二经之表者，多兼少阳三焦，病在二经之里者，每兼厥阴风木，以少阳厥阴同司相火，阳明太阴湿热内郁，郁甚则少火皆成壮火，而表里上下充斥肆逆，故是证最易耳聋、干呕、发痉、发厥，而提纲中不言及者，因以上诸症，皆湿热证兼见之变局，而非湿热证必见之正局也。始恶寒者，阳为湿遏而恶寒，终非若寒伤于表之恶寒。后但热不寒，则郁而成热，反恶热矣。热盛阳明则汗出，湿蔽清阳则胸痞，湿邪内盛则舌白，湿热交争则舌黄，热则液不升而口渴，湿则饮内留而不引饮。然所云表者，乃太阴阳明之表，而非太阳之表，太阴之表四肢也，阳明之表肌肉也，胸中也，故胸痞为湿热必有之证，四肢倦怠，肌肉烦疼，亦必并见。其所以不干太阳者，以太阳为寒水之腑，主一身之表，风寒必自表入，故属太阳。湿热之邪，从表伤者，十之一二，由口鼻入者，十之八九。阳明为水谷之海，太阴为湿土之脏，故多阳明太阴受病。募原者，外通肌肉，内近胃腑，即三焦之门户，实一身之半表半里也，邪由上受，直趋中道，故病多归募原。要之湿热之病，不独与伤寒不同，且与温病大异。温病乃少阴太阳同病，湿热乃阳明太阴同病也。而提纲中不言及脉者，以湿热之证，脉无定体，或洪或缓，或伏或细，各随证见，不拘一格，故难以一定之脉，拘定后人眼目也。

湿热之证，阳明必兼太阴者，徒知脏腑相连，湿土同气，而不知当与温病之必兼少阴比例。少阴不藏，木火内燔，风邪外袭，表里相应，故为温病。太阴内伤，湿饮停聚，客邪再至，内外相引，故病湿热。此皆先有内伤，再感客邪，非由腑及脏之谓。若湿热之证，不夹内伤，中气实者，其病必微，或有先因于湿，再因饥劳而病者，亦属内伤夹湿，标本同病。然劳倦伤脾为不足，湿饮停骤为有余，所以内伤外感孰多孰少，孰实孰虚，又在临证权衡矣。

【求索】

本条薛氏阐明了三点：外感病中，湿热与伤寒、温病不同，三纲鼎立；湿热证的辨证体系为正局与变局；湿热证的提纲证。

（一）三纲鼎立

薛氏云："湿热之病，不独与伤寒不同，且与温病大异也。"

湿热病，不同于伤寒、温病，从病因、传入途径、发病机理、侵袭部位、传变规律、治则治法，皆不相同，自成体系，所以湿热、伤寒、温病三纲鼎立。

平脉辨证温病求索（第二版）

1. 病因不同

伤寒：寒邪，阴邪，属外因。

温病：温热之邪，阳邪，属外因。

湿温：湿与热合，一阴一阳，且内外合邪。自注云："太阴内伤，湿饮停聚，客邪再至，内外相引，故病湿热。"

2. 侵袭途径不同

伤寒自肌表而入。正虚者，亦可直中少阳、阳明、三阴。

温病，自口鼻而入，首先犯肺，或直趋中道。阴虚者，温邪可直犯于里，温病于初起烦躁里热阴伤者。

湿温，从表伤者，十之一二；由口鼻入者，十之八九。

3. 侵袭部位不同

伤寒：外袭肌表，首见膀胱经表证。

温病：首先犯肺，见肺气膹郁证。

湿热证：以脾胃为中心，兼二经之表，多归募原。薛氏云："湿热证，属阳明太阴者居多，中气实则病在阳明，中气虚则病在太阴。""乃阳明太阴同病也。"

4. 病势不同

伤寒：重在伤阳，所以，《伤寒论》以顾护阳气为重，"留得一分阳气，便有一分生机。"

温病：重在化热伤阴，温病以顾护阴液为重，"留得一分津液，便有一分生机。"

湿热证：主要病机是邪阻气机，闭窍动风。可寒化，可热化，寒化伤阳，热化伤阴。温病学中，湿温主要讲其热化问题，因温病主要病机是里热阴伤，寒化伤阳，没有热的问题，就不属于温病范畴。《温病条辨》亦列寒湿专篇，意在与湿温相鉴别。

5. 传变不同

伤寒：六经传变，多有变证。

温病：卫气营血传变，可一日三变，本质为郁热。

湿温证：正局与变局传变。因湿热相合病程长，传变慢，缠绵难愈，始终留恋于气分，少有传变。至于湿温已化热化燥，则同于温病，亦可闭窍，化风，动血。

6. 临床表现不同

伤寒：寒邪伤表，见恶寒发热、无汗、头身痛而喘、脉紧。

温病："太阴温病，脉不缓不紧而动数，或两寸独大，尺肤热，头痛，微恶风寒，身热自汗，口渴，或不咳而渴，午后热甚者，名曰温病。"

湿温证：即本条所云："湿温证，始恶寒，后但热不寒，汗出，胸痞，舌白，口渴不引饮。"此为湿热证之提纲。脉无定体，然以濡数为多见。

7. 治疗不同

伤寒：辛温发汗。

温病：辛凉清透。

湿温证：分消走泄。

从上述七个方面分析，湿温有别于伤寒、温病。所以外感病，当伤寒、温病、湿温三纲鼎立。

（二）薛氏湿温证辨证论治体系

薛氏对湿温证有辨证论治体系吗？有！此体系即正局与变局。

这一体系写在哪儿呢？写在《湿热论》首条的自注中。可惜此体系杂于注文之中，写得不够清晰，致为后人所忽略，使这一重要学术思想几被湮没。

我之所以肯定薛氏正局与变局这一体系的存在，其根据有两点：一是自注中散乱地提出正局与变局的体系，但需要梳理。二是皆云《湿热论》排列杂芜凌乱，全文仔细读后发现，薛氏全文是按正局与变局排列的，不仅不杂芜，且井然有序。这点将于本书末总结中，列表说明，从中可以看出其排列的规律。

先对自注文加以梳理。文曰："湿热证属阳明太阴者居多，中气实则病在阳明，中气虚则病在太阴。病在二经之表者，多兼少阳三焦；病在二经之里者，每兼厥阴风木。以少阳厥阴同司相火，阳明太阴湿热内郁，郁甚则少火皆成壮火，而表里上下充斥肆逆，故是证最易耳聋、干呕、发痉、发厥。而提纲中不言及者，因以上诸症，皆湿热证兼见之变局，而非湿热证之正局也。"

这段话，提示了正局与变局这一辨证体系。何为正局？何为变局？下面分述之。

1. 正局

（1）性质

湿热证，乃既有湿，又有热，湿热搏结。湿热可有三种转化，即湿重于热、湿热并重、热重于湿。湿重于热者，可因湿重伤阳而寒化，形成寒湿证。若已成寒湿，则不再属于温病范畴，而归于杂病之中。因温病的病理改变为热盛阴伤，而寒湿已无热，故已不属温病范畴。

若湿热证，湿已化热化燥，已然无湿，则不再属于湿温证范畴，其辨治规律则与温热类温病相同。

（2）病位

"中气实者，则病在阳明；中气虚者，则病在太阴，故湿热证属阳明太阴经者居多。"

脾胃病变"病在二经之表，多兼少阳三焦。"何为二经之表？薛氏曰："所云表者，乃太阴阳明之表，而非太阳之表。太阴之表，四肢也；阳明之表，肌肉也，胸中也。"

脾主四肢，胃主肌肉，这都好理解。但胸中为胃之表何意？

胸为胃之表，在《内经》《伤寒论》《温热论》《湿热论》中都有记载。

《内经》说脾胃化生的饮食精微，皆上归于肺，靠肺宣发敷布。且肺主治节，脾升胃降，皆赖肺之治节。

《伤寒论》第243条曰："食谷欲呕，属阳明也，吴茱萸汤主之。得汤反剧者，属上焦也。"何以反剧？缘于肺失宣降，治节无权，胃气不降反逆，故得汤反剧。此吐，当责之于肺。

《温热论》曰："虽有脘中痞闷，宜从开泄，宣通气滞，以达归于肺。"脘中痞闷，当责之脾胃，何以达归于肺？盖脾胃升降失司，清阳不能上归于肺，浊阴反窃踞阳位，致胸痞。治从开泄，复肺的治节之权，脾胃升降有序，胸闷脘痞自除。

《湿热论》曰："湿热证，呕恶不止，昼夜不差，欲死者，肺胃不和，胃热移肺，肺不受邪也。"呕吐本胃气上逆，与肺何涉？盖胃热外达，必假胸之道而散。然肺气郁，拒不受邪，胃热不得出，返还于胃，故呕吐不止。

上述条文，从《内经》《伤寒论》，到《温热论》《湿热论》，从生理、病理不同角度揭示了肺胃之间的关系，故薛氏称胸为胃之表，其言有据。

（3）临床表现

湿热证的临床表现，当由三组症状组成：一组为脾胃的症状；一组为二经之表的症状；一组为少阳三焦的症状。

①脾胃的症状

始恶寒：阳为湿遏而恶寒。

后但热不寒：湿热郁而化热，反恶热矣。

胸痞：湿蔽清阳则胸痞。

汗出：湿阻三焦不通，营卫不能正常敷布，致营卫不和则汗出；热盛阳明亦汗出。

口渴不饮：湿热阻遏，津液不升而口渴；湿则饮内留而不引饮。

舌：湿邪内盛则舌白，湿热交蒸则舌黄腻。

②二经之表的症状

胸痞：湿热窃踞阳位，阻遏气机。

四肢倦怠：脾为湿困，清阳不能实四肢。

肌肉烦痛：湿热浸于肌肉，则浑身肌肉烦痛，或酸胀，沉僵等。

③三焦募原的症状

薛氏云，湿热证"多兼少阳三焦"与"直趋中道，达归募原"。"从表伤者，十之一二；由口鼻入者，十之八九。"这是讲的湿热证外邪侵入的途径。

薛氏又曰："太阴内伤，湿饮停聚，客邪再至，内外相引，故病湿热。"

这段话是讲湿热证的外因与内因的关系，先有太阴内伤，引至客邪外袭，"内外相引，故病湿热。"

内外合邪而病湿热，何以又言"多兼少阳三焦"？薛氏云："邪由上受，直趋中道，故多归募原。"

少阳，包括足少阳胆、手少阳三焦。募原为三焦之门户，内近胃腑，外通肌肉，皆为半表半里之分野，皆因湿热蕴阻，三焦气化不利，水道不通，表里阻隔，呈现三焦募原之病变。症见先憎寒，后发热，头身痛，口渴，脉不浮不沉而数。

湿热病初起的临床表现，据薛氏所述，当由脾胃之症状、二经之表症状、三焦募原之症状组成。

2. 变局

（1）性质

湿热已化热化燥，此即薛氏所云"少火皆成壮火"。

湿热已化热化燥，其辨证论治规律，则与温热病同。

伤寒、温病、湿温已然化热化燥，则已无本质之差别，其辨证论治规律相同。

（2）病位

湿热已化热化燥后，"病在二经之里者，每兼厥阴风木。""表里上下，充斥肆逆。"

（3）临床表现

薛氏云："少火皆成壮火，表里上下充斥肆逆，故是证最易耳聋、干呕、发痉、发厥。以上诸症，皆湿热证兼见变局。"

（三）湿热证之提纲证

1. 始恶寒者

阳为湿遏而恶寒。

2. 后但热不寒

乃郁而成热，反恶热也。

3. 汗出

薛氏解为"热盛阳明则汗出"。然湿热证，湿热阻遏，营卫不和亦汗出。

4. 胸痞

湿蔽清阳则胸痞，胸痞为湿热必有之症。

5. 舌白或黄

湿邪内盛则舌白，湿热交蒸则舌黄。

6. 口渴不引饮

湿热阻遏，津液不升而口渴，湿则饮内留而不引饮。

7. 脉

无定体，或洪或缓，或伏或细，各随证见，然以濡数为多。

第二条

【原文】

湿热证，恶寒无汗，身重头痛，湿在表分，宜藿香、香薷、羌活、苍术皮、薄荷、牛蒡子等味。头不痛者去羌活。

身热恶寒，湿遏卫阳之表证，头痛必夹风邪，故加羌活，不独胜湿，且以祛风。此条乃阴湿伤表之候。

【求索】

此阴湿伤表之证治。

（一）何言阴湿伤表，而不诊为其他证

薛氏所列症状有：恶寒发热、无汗、头痛、身重。除此五症之外，尚当有提纲证之胸痞、舌白、口渴不引饮。

此与伤寒表证颇似，如何别之？当以脉别。伤寒表证，脉当紧；阴湿伤表，脉当濡缓，以此别之。

平脉辨证温病求索（第二版）

（二）治当化湿辛散

如香薷、牛蒡子、薄荷、羌活等，辛散透邪，升清化湿；藿香、苍术皮等，化湿解表。

第三条

【原文】

湿热证，恶寒发热，身重关节疼痛，湿在肌肉，不为汗解，宜滑石、大豆黄卷、茯苓皮、苍术皮、藿香叶、鲜荷叶、白通草、桔梗等味。不恶寒者，去苍术皮。

自注：此条外候与上条同，惟汗出独异，更加关节疼痛。乃湿邪初犯阳明之表，而即清胃脘之热者，不欲湿邪之郁热上蒸，而欲湿邪之淡渗下走耳。此乃阳湿伤表之候。

【求索】

此阳湿伤表之证治。

（一）何为阳明之表

首条云："阳明之表肌肉也，胸中也。"湿在肌肉，则身重关节疼痛；湿遏阳郁则寒热；湿热浊邪窃踞阳位则胸痞，此即阳明之表。

（二）何以不为汗解

何以汗？是病本身自汗出，还是服发汗药后的汗出？余以为当自汗。

自汗何来？首条薛氏云是阳明热盛而汗，然湿阻亦可汗出。营卫皆赖三焦以敷布，湿阻三焦，则营卫不和，故而汗出，此汗与阳明热盛而汗不同。湿阻三焦者，脉当濡缓；阳明热盛者，脉当洪大。此汗为邪汗，非阴阳和之正汗。邪汗不能祛邪，故寒热身痛不除，不为汗解。

（三）治当清透利湿

如大豆黄卷、茯苓皮、苍术皮、藿香叶、鲜荷叶，疏表之湿热；滑石、通草、甘草，甘寒淡渗，渗利阳明之湿热。此即叶氏所云"渗湿于热下，不与热相搏，其势必孤"之意。

第四条

【原文】

湿热证，三四日即口噤，四肢牵引拘急，甚则角弓反张，此湿热侵入经络脉隧中，宜鲜地龙、秦艽、威灵仙、滑石、苍耳子、丝瓜藤、海风藤、酒炒黄连等味。

自注：此条乃湿邪夹风者。风为木之气，风动则木张，乘入阳明之络则口噤，走窜太阴之经则拘挛，故药不独胜湿，重用息风，一则风药能胜湿，一则风药能疏肝也。选用地龙、诸藤者，欲其宣通脉络耳。

或问仲景治痉，原有桂枝加瓜蒌根及葛根汤两方，岂宜于古而不宜于今耶？今之痉者与厥相连，仲景不言及厥，岂《金匮》有遗文耶？余曰，非也。药因病用，病源既异，治法自殊。伤寒之痉，邪自外来，证属太阳，治以散外邪为主；湿热之痉，邪自内出，涉及少阳，治以息内风为主。盖三焦肝胆同司相火，中焦湿热不解，则热盛于里，而少火悉成壮火，火动则风生，而筋挛脉急；风煽火炽而识乱神迷，身中之气随风火上炎，而有升无降，常度尽失，由是而形成尸厥。正《内经》所谓"血之与气并走于上，则为大厥者"是也。外窜经脉则成痉，内侵膻中则为厥，痉厥并见，正气犹存一线，则气复返则生。胃津不克支持，则厥不回而死矣。所以痉与厥，往往相连。伤寒之痉自外来者，安有是哉！

暑月痉证与霍乱同出一源，风自火生，火随风转，乘入阳明则呕，贼及太阴则泻，是名霍乱。窜入筋中则挛急，流入脉络则反张，是名痉。但痉证多厥，霍乱少厥，盖痉证风火内郁，郁则邪热愈甚，不免逼乱神明，故多厥。霍乱风火外泄，泄则邪势外解，不至循经而走，故少厥，此痉与霍乱之分别也。然痉证邪滞三焦，三焦乃火化，风得火而愈煽，则逼入膻中而暴厥。霍乱邪走脾胃，脾胃乃湿化，邪由湿停留，则淫及诸经而拘挛。火郁则厥，火窜则挛，又痉与厥之遗祸也。痉之挛结乃湿热生风，霍乱之转筋乃风来胜湿，痉则由脏及经而厥，霍乱则由脏及经而挛，总由湿热与风淆乱，清浊升降失常之故。夫湿多热少，则风入土中而霍乱，热多湿少，则乘三焦而痉厥，厥而不返者死。胃液干枯，火邪盘踞也，转筋入腹者死。胃液内涸，风邪独劲也，然则胃中之津液，所关顾不拒哉。厥证用辛，开泄胸中无形之邪也，干霍乱用探吐，泄胃中有形之滞也。然泄邪而胃液不上升者，热邪愈炽，探吐而胃液不四布者，风邪更张，终成死候，不可不知。

【求索】

此湿热侵入经络脉隧致痉之证治。

（一）湿热侵入经络脉隧何以致痉

吴鞠通曰："痉者筋病也，知痉之为筋病，思过半矣。"

筋之柔，须气以煦之，血以濡之。今湿热蕴阻于经隧，气血被遏，筋既失阳气之温煦，亦失阴血之濡润，致筋脉拘急而为痉。口噤，四肢牵引拘急，角弓反张，皆痉之象。

（二）治当清化经络脉隧中之湿热

所列诸药，皆通经化湿清热之品。

（三）应用

湿热侵入经络脉隧，所致肢体酸麻、肿胀、僵硬、屈伸不利、痿软不用等，皆可用之。

其诊断要点为上症见脉濡数，舌苔腻微黄，即可用之。此方吾常用，如脑血管意外之肢体不遂、风湿痹痛、面瘫、痛风等，脉见濡数者，皆用之，疗效肯定。

（四）以上诸条排列次序

首条为湿热证之提纲证。

二条为阴湿在表。

三条为阳湿在肌肉。

四条为湿热侵入经络脉隧。

由表到肌肉，再到脉络经隧，步步深入，井然有序，皆为湿热证之正局。

（五）痉与厥

薛氏于自注文中提示，医皆痉厥并论，何以此条言痉而不言厥？而且提示《金匮要略》治痉有葛根汤、瓜蒌桂枝汤，亦言痉不及厥；又进而提示，霍乱多转筋或痉而不及厥，何也？痉乃筋之病，厥乃心包之变。若病未涉心包者，可无神志之变，故不厥。

痉乃筋之病，筋之柔须阳气温煦，阴血濡润，凡能影响气煦血濡者，皆可筋挛为痉。

《金匮要略》瓜蒌桂枝汤及葛根汤所治之痉，皆邪犯肌表，营卫两郁，致筋失气煦血濡而痉，表解则痉自止。此病常见，尤以小儿外感后高热惊厥者为多。因邪未犯心包，故无厥。

本条是邪侵经络脉隧，未及脏腑，故痉而无厥。

霍乱病在阳明，或伤阳，或伤津液，筋失气煦血濡，亦可为痉。病未涉心包，故无厥。

待湿热化热化燥，乃湿热证之变局，则热盛阴伤而风动，走窜于肝而风动，窜入心包则为厥，致痉厥并至。

第五条

【原文】

湿热证，壮热口渴，舌黄或焦红，发痉，神昏谵语或笑，邪灼心包，营血已耗，宜犀角、羚羊角、连翘、生地、玄参、钩藤、银花露、鲜菖蒲、至宝丹等味。

自注：上条言痉，此条言厥。温暑之邪本伤阳气，及至热极逼入营阴，

平脉辨证温病求索（第二版）

172

则津液耗而阴亦病。心包受灼，神识昏乱，用药以清热救阴、泄邪平肝为务。

【求索】

此言邪入心包，壮热惊厥。

（一）何以惊厥

此条为湿热证之变局，湿热证已化热化燥，见壮热口渴，舌黄或焦红。热陷心包，耗伤营阴，致神昏谵语。热盛生风，肝风鸱张，故见惊厥。

自注中曰"此条言厥"，而正文中却未言厥，何也？厥有三种含义，一为四逆厥冷，一为昏厥，一为寒气上逆，称厥气。此虽未言肢冷，然已神昏，此亦厥也。

（二）治当清热救阴，平肝息风

犀角清心热，且可透邪，凉而不遏；合连翘、银花露，清热解毒透邪。

羚羊角、钩藤，清肝息风。

生地黄、玄参，清热凉血救阴。

鲜菖蒲、至宝丹，清热化痰开窍。

第六条

【原文】

湿热证，发痉，神昏笑妄，脉洪数有力，开泄不效者，湿热蕴结胸膈，宜仿凉膈散；若大便数日不通者，热邪闭结肠胃，宜仿承气微下之例。

自注：此条乃阳明实热，或上结或下结，清热泄邪只能散络中流走之热，而不能除肠中蕴结之邪，故阳明之邪仍假阳明为出路也。

此言阳明实热致痉厥、笑妄。

1. 此为阳明热盛而引发的痉厥、笑妄。阳明浊热上灼于心，则神昏笑妄；窜入厥阴则为痉。

2. 何以知为阳明热盛而痉厥？当见脉征、腹征、舌征。脉当沉实有力，腹当痞满燥实坚，舌当老红，苔老黄或起芒刺。若具此三征而见痉厥者，则此痉厥，必由阳明浊热所致，治当逐阳明之热结，釜底抽薪，痉厥自止。

3. 阳明热盛，脉当沉实，然本条却脉洪数有力，何也？乃阳明热结未甚故也，当予微下而非峻下、急下。

阳明实热，有上结下结之分，膈上热结者，凉膈散泄热透邪；热结于下者，仿承气汤微下之。若热结已甚，则予大承气汤峻下之，《金匮要略》即有大承气汤治痉者。

第七条

【原文】

湿热证，壮热烦渴，舌焦红或缩，斑疹，胸痞，自利，神昏痉厥，热邪充斥三焦，宜大剂犀角、羚羊角、生地、玄参、银花露、紫草、方诸水、金汁、鲜菖蒲等味。

自注：此条乃痉厥中之最重者，上为胸闷，下夹热利，斑疹痉厥，阴阳告困。独清阳明之热，救阳明之液为急务者，恐胃液不存，其人自焚而死也。

【求索】

此论痉厥最重之证治。

1. 热邪充斥表里三焦，阴液欲亡，见壮热烦渴，胸痞自利，神昏痉厥，斑疹，舌焦红或缩，恶候迭起，气血两燔，治之奈何？薛氏云："独清阳明之热，救阳明之液为急务。"此与陆氏"治温扼守阳明"之旨同，亦与伤寒急下存阴同。

此方清气分热郁之力尚嫌不足，涤痰之力亦差。清瘟败毒饮可参。

2. 条文排列：

第一条是湿热证提纲。

第二条是讲湿邪在表。

第三条是讲湿在肌肉。

第四条是讲湿热侵入经络脉隧。

以上皆湿热证之正局。

由表到肌肉、到脉隧，步步深入。湿热在经络脉隧时，出现痉的表现。但痉可由多种原因所引发，为相互鉴别，故列五、六、七条相鉴别。

第五条讲湿热之变局，热陷心包之痉厥。

第六条讲湿热之变局，热盛阳明之痉厥。

第七条讲湿热之变局，湿已化热化燥，壮热燔灼，充斥上下表里内外而神昏痉厥，动血生风。

第五、第六、第七三条是与第四条相鉴别，故列于此。

第八条

【原文】

湿热证，寒热如疟，湿热阻遏募原，宜柴胡、厚朴、槟榔、草果、藿香、苍术、半夏、干菖蒲、六一散等味。

自注：疟由暑热内伏、秋凉外束而成。若夏月腠理大开，毛窍疏通，安得成疟。而寒热有定期，如疟证发作者，以募原为阳明之半表半里，湿热阻遏，则营卫气争，证虽如疟，不得与疟同治，故仿又可达原饮之例，盖一由外凉束，一由内湿阻也。

175

此湿热阻遏募原之证治。

1. 募原，内近胃腑，外通肌肉，居半表半里之间。湿热阻遏募原，表里之气不得相交，邪正相争而寒热如疟。

2. 治当祛除募原之伏邪，方以柴胡、厚朴、苍术、藿香、菖蒲、半夏、草果、槟榔等辛烈燥湿行气，溃其募原之伏邪，与达原饮义同。

第九条

【原文】

湿热证，数日后脘中微闷，知饥不食，湿邪蒙绕三焦，宜藿香叶、薄荷叶、鲜荷叶、枇杷叶、佩兰叶、芦尖、冬瓜仁等味。

自注：此为湿热已解，余邪蒙蔽清阳，胃气不舒。宜用极轻清之品，以宣上焦阳气。若投味重之剂，是与病情不相涉矣。

此条须与31条参看，彼初起之实邪，故重涌泄，投此轻剂，不相合也，又须与后条相看，治法有上中下之分，临证审之。

【求索】

本条属湿热已解，胃气未开，善后调理之法。

1. 湿热证已数日，邪已退，然余邪未尽，胃口未开，湿邪蒙绕三焦，见脘中微闷，知饥不食。法当轻灵宣化，以藿香叶、薄荷叶、鲜荷叶、枇杷叶、佩兰叶、芦尖、冬瓜仁宣阳化湿，以清余邪。

2. 此条排列的意义。

湿热证，从性质来讲，可有湿重于热、热重于湿、湿热并重、化热伤阴、寒化伤阳的诸多变化；从病位来讲，可有在表、在肌肉、在经络脉隧、在半表半里之募原以及在脏在腑的诸多不同。在整个传变过程中，又可依据其性质、病位之异，划分出若干传变阶段。每位患者，都不见得一病就传变到底，由于正确治疗，或正气来复，都可有在某一阶段停止传变而向愈者。

本条即邪尚在表及半表半里阶段而向愈者。湿热已退，余邪未尽，胃口未开者，此善后调理之法。

若不明此意，何以第四条至第七条痉厥动风之后，为什么突然一转，出现善后调理之法，致生《湿热论》排列杂芜紊乱之感。

第十条

【原文】

湿热证，初起发热，汗出胸痞，口渴舌白，湿伏中焦，宜藿梗、蔻仁、杏仁、枳壳、桔梗、郁金、苍术、厚朴、草果、半夏、干菖蒲、佩兰叶、六一散等味。

自注：浊邪上干则胸闷，胃液不升则口渴。病在中焦气分，故多开中焦气分之药。此条多有夹食者，其舌根见黄色，宜加瓜蒌、楂肉、莱菔子。

【求索】

此湿热蕴遏中焦气分证治。

（一）此湿热蕴伏中焦气分，湿热熏蒸则发热汗出，湿热上干清位则胸痞，津液不布则口渴，湿气重则舌白，脉当濡略数。

（二）治当宣化中焦之湿热，药多宣泄中焦气分之湿。若夹食积而舌根见黄者，热稍重，加瓜蒌、楂肉、莱菔子，消食化痰。

（三）本条与第八条比较

1.病位不同，第八条是湿热阻遏募原。

2.性质相同，都是湿重于热者。

177

3. 用药基本相同，皆用苍术、草果、厚朴、菖蒲、藿香、半夏、六一散，重在化湿。

异者：第八条加柴胡、槟榔和解少阳。

第十条加杏仁、桔梗、蔻仁、佩兰、郁金，兼以宣上。

第十一条

【原文】

湿热证，数日后自利，溺赤，口渴，湿流下焦，宜滑石、猪苓、茯苓、泽泻、萆薢、通草等味。

自注：下焦属阴，太阴所司，阴道虚故自利，化源滞则溺赤，脾不转津则口渴，总由太阴湿盛故也。湿滞下焦，故独以分利为治。

此条药味独用分利，然症兼口渴胸痞，须佐入桔梗、杏仁、大豆黄卷开泄中上，源清则流自洁，不可不知。

以上三条，俱湿重于热之候。

湿热之邪，不自表而入，故无表里可分，而未尝无三焦可辨。犹之河间治消渴，亦分三焦者是也。夫热为天之气，湿为地之气，热得湿而愈炽，湿得热而愈横，湿热两分，其病轻而缓；湿热两合，其病重而速。湿多热少，则蒙上流下，当三焦分治；湿热俱多，则下闭上壅，而三焦俱困矣。犹之伤寒门二阳合病、三阳合病也。盖太阴湿化，三焦火化，有湿无热，只能蒙蔽清阳，或阻于上，或阻于中，或阻于下，若湿热一合，则身中少火悉化为壮火，而三焦相火有不皆起而为疟者哉？所以上下充斥，内外煎熬，最为酷烈。兼之木火同气，表里分司，再引肝风，痉厥立至，胃中津液几何，其能供此交征乎。至其所以必属阳明者，以阳明水谷之海，鼻食气，口食味，悉归阳明，邪从口鼻而入，则阳明必由之路。其始也，邪入阳明，早已先伤其胃液；其继也，邪盛三焦，更欲取资于胃液，司命者，可不为阳明顾虑哉。

或问，木火同气，热盛生风，以致痉厥，理固然矣。然有湿热之证，表里极热，不痉不厥者何也？余曰，风木为火热引动者，原因木气素旺，肝阴先亏，内外相引，两阳相扇，因而动张。若肝肾素优，并无里热者，火热安能招引肝风也。试观产妇及小儿，一经壮热，便成瘛疭者，以失血之后，与纯阳之体，阴气未充，故肝风易动也。

或问曰，亦有阴气素亏之人，病患湿热，甚至斑疹外见，入暮谵语昏迷，而不痉不厥者何也？答曰，病邪自盛于阳明之营分，故由上脘而熏胸中，则入暮谵语，邪不在三焦气分，则金不受困，木有所畏，未敢起而用事。至于斑属阳明，疹属太阴，亦二经营分热极，不与三焦相干，即不予风木相引也。此而痉厥，必胃中津液尽涸，耗及心营，则肝风亦起，而其人已早无生理矣。

【求索】

此言湿流下焦而下利之证治。

（一）此为湿热证之正局，以湿为重者

前条为湿伏中焦，本条为湿流下焦。湿走大肠而下利，湿阻津液上乘而口渴，小肠泌别失司而溺赤。

（二）治当分利。下利，不利小便非其治也，滑石、猪苓、茯苓、泽泻、萆薢、通草等味，皆分利之品

若兼口渴、胸痞，乃湿蒙清旷之野，加之桔梗、杏仁、大豆黄卷，兼以宣上畅中。"源清则流自洁"者，肺为水之上源，宣上则源自清，流自洁，湿从小肠出，大肠之利自止。

（三）重申湿热证辨证论治体系

在自注中，薛氏进一步阐明湿热证辨证论治体系。

1.湿热证病位的演变

对湿热证病位的演变，薛氏划分为两个阶段。

（1）表证阶段

薛氏云："湿热之邪，不自表而入，故无表里可分。"此话与首条自注矛盾。湿热证究竟有无表证？有。

薛氏云："湿热之邪，从表伤者，十之一二。"且第二条、第三条，皆言湿温之表证，何谓无表里可分？

且表证，不仅仅是人体的皮毛肌表，人身之皮、肉、筋、脉、骨，皆属表证范畴。《灵枢·邪客》曰："内有阴阳，外亦有阴阳。在内者，五脏为阴，六腑为阳；在外者，筋骨为阴，皮肤为阳。"可见，在外这个范畴中，也是分为皮毛、肌肉、经络、血脉、筋、骨不同层次的。

薛氏《湿热论》第二条为湿在表，第三条为湿在肌肉，第四条为湿热在经络脉隧，虽深浅层次不同，若按表里之划分，此皆属表之范畴。故薛氏所谓"无表里可分"之言不确。若薛氏之指乃本条，因湿在下焦，确无表证可分。

（2）里证阶段

湿热在里，亦有在脏、在腑之分。湿蕴三焦，可蒙上流下，下闭上壅，当三焦分治，分消走泄。本条是湿滞下焦，故以分利为重。

若湿热证已化热化燥，引动肝风，热闭心包，则痉厥立至，最为酷烈。其治法与温热类温病同。

2. 湿热证性质的演变

（1）湿多热少，则蒙上流下，或阻于上，或阻于中，或阻于下。

（2）湿热俱多，则下闭上壅，三焦俱困。

（3）热多湿少，身中少火悉化为壮火，则充斥内外，痉厥立至，最为酷烈。

3. 阐明表里极热而无痉厥之理

表里极热而痉厥，理固然也。然有的虽表里俱热而不痉厥者，何也？

（1）肝肾素优者，不发痉厥。

（2）阴气素亏，而不发痉厥者，因热盛阳明，未及于厥阴，故无痉厥。

第十二条

【原文】

湿热证，舌遍体白，口渴，湿滞阳明，宜用辛开，如厚朴、草果、半夏、干菖蒲等味。

自注：此湿邪极盛之候。口渴乃液不上升，非有热也。辛泄太过即可变而为热，而此时湿邪尚未蕴热，故重用辛开，使上焦得通，津液得下也。

【求索】

此湿滞阳明证治。

1. "湿滞阳明"，此乃病机，但薛氏所列症状仅"舌遍体白，口渴"，语焉不详。但胸痞为湿热证必有之症，故当有胸痞。

湿滞阳明，必升降失司，胃之受纳、消磨、腐熟、传导之功能障碍，出现脘满、不欲食等，亦当有之。

2. 治当"重用辛开，使上焦得通，津液得下也"。此与《伤寒论》第230条"上焦得通，津液得下，胃气因和，身濈然汗出而解"意同。开泄之后，胃气和，清阳上贮胸中，上焦得通，三焦气化得行，津液可布，口渴自消。

第十三条

【原文】

湿热证，舌根白，舌尖红，湿渐化热，余湿犹滞，宜辛泄佐清热，如蔻仁、半夏、干菖蒲、大豆黄卷、连翘、绿豆衣、六一散等味。

自注：此湿热参半之证。而燥湿之中，即佐清热者，亦所以存阳明之液也。

上二条凭验舌以投剂，为临证时要诀，盖舌为心之外候，浊邪上熏心肺，舌苔因而转移。

【求索】

此湿热参半之证治。

（一）本条仅言舌象，其他未及

何以知为湿热参半？舌尖红，乃已化热；舌根白，乃余湿犹滞。其他见症，可前后互参可知。如胸痞、头懵、身困等皆可见，脉当濡数。

（二）治疗

湿热相合者，当湿热相分。湿热搏结，热得湿而愈炽，湿得热而愈横，治当"湿热两分"。"渗湿于热下，不与热相搏，势必孤矣"，湿去则热乃除。设湿热各占五成，治时当化湿占七成，湿去热孤而易除，即使热化，亦不使热与湿结，因湿难化而热易清。

第十四条

【原文】

湿热证，初起即胸闷不知人，瞀乱大叫痛，湿热阻闭中、上二焦，宜草果、槟榔、鲜菖蒲、芫荽、六一散各重用，或加皂角、地浆水煎。

自注：此条乃湿热俱盛之候。而祛湿药多清热药少者，以病邪初起即闭，不得不以辛通开闭为急务，不欲以寒凉凝滞气机也。

【求索】

此湿热俱盛内闭气机之"痧证"。

1.湿热证，因湿热秽浊之气，阻闭气机，发病急，病势重，初起即

"胸闷不知人，瞀乱大叫痛"等危重症状，称为"痧证"，或"痧胀"。

"胸闷"，因气机闭塞，闷乱至甚，搔抓欲裂胸，血痕累累。

"大叫痛"，胸腹皆可绞痛、胀痛，甚至满地乱滚，呼号不已，欲利不利，欲吐不吐。

"瞀乱不识人"，乃目黑神乱。

舌苔厚糙，或为积粉，舌质绛。

脉沉伏细涩滞。

2.下面扼要谈谈痧证。

痧证，明有论述，至清始有专书。郭右陶著《痧胀玉衡》；之后，林药樵著《痧证全书》；高亭午著《治痧全编》等。

（1）病因

暑湿秽浊之气。

（2）病机

夏秋湿雨连绵，烈日当空，天暑下逼，地湿蒸腾，人在气交之中，感受暑湿秽浊之气，阻闭气机，气血凝泣，发为痧证。

（3）痧证主要特点

①痧点青筋，斑点隐隐，肘窝、腘窝、舌底有青紫筋。揪、刮后起痧点，色紫黑。

②头昏胀，胸烦闷乱，全身酸胀，四肢麻木，甚则厥冷如冰，或吐泻，或欲吐不吐，欲泻不泻。

③舌灰腻或黄腻，或白如积粉，舌色绛紫。

④脉多沉、伏或沉细涩滞。

⑤试痧——嚼芋不麻，嚼豆不腥为痧。

（4）治法

刮痧、放血、揪、搓，皆疏其气血，使邪外泄。

药物：开关散、行军散、九痛丸、救中汤等。

叶氏："舌苔不燥，自觉闷极者，属脾湿盛也。或有伤痕血迹者（闷乱搔挖而伤痕），必问曾经搔挖否，不可以有血而便为枯症，仍从湿治可也。"——搔挖血痕，窒闷极。

吴瑭《温病条辨·卷二》第53条曰："卒中寒湿，内夹秽浊，眩冒欲绝。腹中绞痛，脉沉紧而迟，甚则伏，或欲吐不得吐，欲利不得利，甚则转筋，四肢欲厥，俗名发痧，又名干霍乱。转筋者，俗名转筋火，古方书不载，蜀椒救中汤主之，九痛丸亦可服。语乱者，先服至宝丹，再予汤药。"

救中汤：

蜀椒、淡干姜、厚朴、槟榔、广皮。

兼转筋者，加桂枝、防己、薏苡仁。

厥者加附子。

3.本条方剂分析。

草果、槟榔、厚朴：辛开，燥湿逐秽。

皂角水：辛烈，通关窍，涌吐痰涎。

芫荽：辛香，辟寒气，透表，内通心脾，外达四肢。

六一散：清利湿热。

地浆水：弘景"掘黄土作地坎，深三尺，以新汲水沃入搅浊，少顷取清用之，故曰地浆"。

甘寒无毒，可解中毒闷乱，解霍乱中暍卒死者，解一切鱼肉果菜药物诸菌毒。

第十五条

【原文】

湿热证，四五日，口大渴，胸闷欲绝，干呕不止，脉细数，舌光如镜，胃液受劫，胆火上冲，宜西瓜汁、金汁、鲜生地汁、甘蔗汁磨服郁金、木香、香附、乌药等味。

自注：此营阴素亏，木火素旺者。木乘阳明，耗其津液，幸无饮邪，故一清阳明之热，一散少阳之邪。不用煎者，取其气全耳。

【求索】

此胃液受劫，胆火上冲之证治。

（一）症状分析

"舌光如镜，脉细数"，此营阴素亏，木火乘于阳明，耗其津液。

"口大渴"，乃热耗胃津。

"胸闷欲绝"，乃胆火上冲，气逆胸中。

"干呕不止"，木火夹胃气上逆而干呕。

（二）药物分析

对阴虚气滞证，开一养阴行气之法门。

阴虚当滋阴，滋阴易滞碍；气滞当开泄，药多香燥走窜，易伤阴；两相掣碍。

薛氏养阴：西瓜汁、鲜生地汁，取甘寒养阴而不腻者。

行气：取郁金、香附、乌药等。金汁，清热解毒而无伤阴之弊。磨汁取其全。

一贯煎养阴舒肝，可资取法。

第十六条

【原文】

湿热证，呕吐清水或痰多，湿热内留，木火上逆，宜温胆汤加瓜蒌、碧玉散等味。

自注：此素有痰饮而阳明少阳同病，故一以涤饮，一以降逆。与上条呕同而治异，正当合参。

【求索】

此论湿热内陷，木火上逆而呕吐之证治。

1.本条症状语焉不详，只有"呕吐清水或痰多"，仅据此证，尚难断为"湿热内陷，木火上冲"之呕吐。据病机，当尚有其他症状。

（1）如何判断"湿热内陷"

当见：症状：痞满痛、嘈杂、不欲食等。

呕吐物：清水或痰涎。

舌：质当红，苔当腻黄。

脉：濡滑数。

（2）如何判断木火上逆？

当见：症状：口苦、咽干、目眩、耳鸣、烦躁、胸胁苦满。

舌：质当红，苔黄腻。

脉：弦数，或弦细劲数。

2.方药分析。

温胆汤：涤痰，复胆之冲和条达之性。

碧玉散：清利肝胆湿热。

瓜蒌：宽胸，清化热痰，润便。

3.鉴别。

第十五、十六两条皆胃气上逆，木火上冲之横逆，须相互鉴别。

第十五条为胃阴耗竭，木火上冲，木郁殊甚，故养阴破气。

第十六条为痰饮内阻，木火上冲，木郁不甚，重在清化痰饮。

第十七条

【原文】

湿热证，呕恶不止，昼夜不差，欲死者，肺胃不和，胃热移肺，肺不受邪也，宜用川连三四分，苏叶二三分，两味煎汤，呷下即止。

自注：肺胃不和，最易致吐，盖胃热移肺，肺不受邪，还归于胃。必用川连以清湿热，苏叶以通肺胃。投之立愈者，以肺胃之气非苏叶不能通也，分数轻者，以轻剂恰治上焦之病耳。

【求索】

（一）病机分析

关于呕恶的病机，薛氏云"肺胃不和，胃热移肺，肺不受邪，还归于胃"，这句话如何理解？

1. 胃热为什么要移肺

因为胃热的本质是"郁热"，其地位居于中。胃热必透达于外而解。

首条云："阳明之表，肌肉也，胸中也。"肺位至高，居于胸中。阳明之郁热要外达，必假肺之道以透转于外而解。

叶氏亦有："虽有脘中痞闷，宜从开泄，宣通气滞，以达归于肺，如近俗之杏、蔻、橘、桔等，是轻苦微辛，具流动之品可耳。"

2. 胃热可有很多出路，为何必假肺道而出

下、吐、清分消走泄，都是清胃之法。

下法：阳明腑实，逐热结，脉已转沉，无外达之机。

吐法：宿食，痰饮，在上者因而越之，栀子豉汤吐胸中热邪。

清法：阳明经热，无形热盛，脉洪汗出，本有外达之机，所以用白虎汤透热达于肌表而解。

分消走泄：胃中湿热，清热燥湿，亦可清胃中湿热等。

为何非要假肺以外出呢？

原因：

（1）湿热是氤氲弥漫之邪，下之伤脾胃，利下不止。

（2）呕吐不止，邪有上越之势，当因势利导，因而越之。

（3）胃中之热，乃湿遏热伏。

吴鞠通云："凡统宣三焦之方，皆扼重上焦，以上焦为病之始入，且为气化之先。"又云："虽云三焦，以手太阴一经为要领，盖肺主一身之气，气化则暑湿俱化。"

正因为肺主气化这一重要功能，所以清化湿热，使胃热能达归于肺，必须重在宣发肺气。

（二）鉴别

1. 与肝胆呕吐的区别

呕吐原因甚多，寒热虚实皆可致呕。

薛氏提示"若以肝胆之呕吐治之，误矣"。

为什么以肝胆之呕治之为误呢？

肝胆之呕：

（1）少阳证，心烦喜呕。

（2）少阳阳明合病，大柴胡汤。

（3）三阳合病，以少阳为重者，治从少阳。

（4）厥阴寒热错杂，食则吐蛔。

（5）肝寒，吴茱萸汤，干呕吐涎沫。

（6）肝热盛，泻青丸。

（7）肝胆湿热，龙胆泻肝汤。

（8）肝阳上亢，旋覆代赭汤。

（9）肝阴虚，三甲复脉汤。

薛氏所云"以肝胆之呕治之，误矣"，当指营阴素亏，木火素旺者。

2. 四条呕吐比较

	第十四条	第十五条	第十六条	第十七条
病机	秽浊闭阻，升降悖逆	胃液竭，胆火上冲	痰饮内阻，木火上逆	肺胃不和，湿热阻胃
症	窒闷，瞀乱，欲吐不吐，欲下不下，脉沉伏，舌绛苔厚	干呕不止，口大渴，胸闷欲绝，舌光绛，脉细数	呕吐清水或痰涎，脉弦滑数，舌红苔腻	呕吐不止，胸闷，胃中嘈杂，脉沉数，舌红苔腻
治则	开破闭结	养阴，行气	涤痰，清热	辛开苦降，宣通气滞，清热降泄
药物	草果、槟榔、厚朴、菖蒲、六一散、芫荽	西瓜汁、金汁、鲜生地汁、甘蔗汁、郁金、木香、香附、乌药	温胆汤、瓜蒌、碧玉散	连苏饮
鉴别	气闭、闷乱、大叫痛、呕泄不得，脉沉伏，舌绛苔厚如积粉	胃阴虚、舌光略绛、口大渴、脉细数气闭：胸闷欲绝	痰饮：呕吐清水痰 涎木火：脉弦滑数、舌红苔腻	郁火：脉沉数

（三）治疗

如何使胃热能移肺而解呢？

使胃热移肺，必宣畅气机。

叶氏用："杏、蔻、橘、桔"以开泄，亦为宣通肺气而设。

薛氏独用苏叶，辛浮芳香，更利于肺气畅达，更妙。但与"杏、蔻、橘、桔"同理。

连苏饮（本无方名，余以此名称之），亦辛开苦降，分消走泄之法。王孟英曰："此方药止二味，分不及钱，不但治上焦宜小剂，而轻药竟可以愈重病，所谓轻可去实也。合后条观之，盖气贵流通，而邪气挠之，则周行窒滞，失其清虚灵动之机，反觉实矣。惟剂以轻清，则正气宣布，邪气潜消，而窒滞者自通。设投重药，不但已过病所，病不能去，而无病之地，反先遭其克伐。章氏谓轻剂为吴人质薄而设，殆未明治病之理也。川连不但治湿热，乃苦以降胃火之上冲；苏叶味甘辛而气芳香，通降顺气，独擅其长，然性温散，故虽与黄连并驾，尚减用分许而节制之。可谓方成知约矣。世人不知诸逆冲上皆属于火之理，治呕辄以姜、萸、丁、桂从事者，皆粗工也。余用以治胎前恶阻，甚妙。"

第十八条

【原文】

湿热证，咳嗽，昼夜不安，甚至喘不得眠者，暑邪入于肺络，宜葶苈、六一散、枇杷叶等味。

自注：人但知暑伤肺气则气虚，不知暑滞肺络则肺实。葶苈引滑石直泻肺邪，则病自除。

【求索】

（一）病机分析

暑滞肺络，肺失宣降而咳喘。

吴瑭《温病条辨·卷一》第28条曰："手太阴暑温，但咳无痰，咳声清高者，清络饮加甘草、桔梗、甜杏仁、麦冬、知母主之。"

清络饮：鲜荷叶边二钱，鲜金银花二钱，西瓜翠衣二钱，鲜扁豆花一枝，丝瓜皮二钱，鲜竹叶心三钱。

（二）诊断问题

致咳原因甚多，寒热虚实皆能致咳，五脏六腑皆能令人咳。何以知为暑伤肺而咳？

1. 暑邪性质是暑夹湿，所以它亦具备湿温的提纲证

始恶寒，后但热不寒，汗出，胸痞，口渴不引饮，舌白或黄。暑是热重于湿，它具有暑邪特征：右脉洪大而数——暑热伤气，口渴甚，面赤，汗大出者。

2. 临床诊断

咳嗽，喘不得眠，胸痞，舌红苔黄腻，脉濡滑数。以方测证，以湿为主。

发热已，未必有热，因急性期已过，可暑滞肺络而咳，已不发热。至于汗出、口渴，乃暑热汗泄。不得眠、不得卧，只是形容咳剧而已。

（三）药物分析

治则：清热除湿，宣通肺络。

方药：葶苈：辛苦寒，泻肺行水。李时珍曰："肺中水气膹郁满急者，非此不能除。"

杷叶：降肺气。

六一散：清暑利湿。

第十九条

【原文】

湿热证，十余日，大势已退，唯口渴，汗出，骨节痛，余邪留滞经络，宜元米汤泡于术，隔一宿，去术煎饮。

自注：病后湿邪未尽，阴液已伤，故口渴身痛。此时救液则助湿，治

平脉辨证温病求索（第二版）

湿则劫阴。宗仲景麻沸汤之法，取气不取味，走阳不走阴，佐以元米汤养阴逐湿，两擅其长。

【求索】

阴液已虚，余湿留滞经络的善后调理之法。

（一）病机分析

病后，邪气已衰，津液已伤，余湿未净，留滞经络。

（二）症状分析

1. "十余日，大势已退"，乃邪已退而正未复，属善后调理阶段，必正气大伤，不任重剂，故出此无奈之中的轻灵之法。

若正气大伤，完全可以养阴化湿，此虽两相掣碍，然亦两相兼顾，如用沙参、麦冬、石斛、天花粉、玉竹等养阴生津；用滑石、扁豆花、丝瓜络、晚蚕沙、荷叶、竹叶、穞豆衣、赤小豆皮、忍冬藤、首乌藤等祛湿通络。必正气大伤，脾胃极虚，不能运药，方出此轻灵之法。

2. 口渴：津伤。

3. 汗出：余邪留滞，营卫不和。

4. 骨节痛：余湿留滞经络。

何以知余湿留滞？骨酸胀痛。

何以知阴虚？口渴、舌红、脉细数。

（三）药物分析

1. 于术，即白术，辛温，健脾燥湿，有较弱之解表发汗作用。

2. 元米汤，即黄米汤，益胃生津而除湿。

第二十条

【原文】

湿热证，数日后，汗出热不除，或痉，忽头痛不止者，营液大亏，厥阴风火上升，宜羚羊角、蔓荆子、钩藤、元参、生地、女贞子等味。

自注：湿热伤营，肝风上逆，血不荣筋而痉，上升巅顶则头痛，热气已退，木气独张，故痉而不厥。投剂以息风为标，养阴为本。

【求索】

此阴虚肝阳上亢而头痛，此亦大病之善后调理之法。

（一）症状分析

1. 为什么痉？阴虚不能柔筋而为痉。

2. 为什么不厥？热陷心包方致厥。本条热已退，故不厥。

3. 为何头痛？阴亏，风阳上扰于巅而头痛。

4. 何以汗出热不除？因此热为虚热，非汗法所宜，故热不为汗衰，汗出热不除。

除此而外，尚可见脉弦细数，舌光绛。

（二）治法

以养阴为本，息风为标。

玄参、生地黄、女贞子，养阴治本。

羚羊角、钩藤、蔓荆子，清肝息风。

第二十一条

【原文】

湿热证，胸痞发热，肌肉微疼，始终无汗者，腠理暑邪内闭，宜六一散一两，薄荷叶三四分，泡汤调下即汗解。

自注：湿热发汗，昔贤有禁。此不微汗之，病必不除。盖既有不可汗之大戒，复有得汗始解之治法，临证者当知所变通矣。

平脉辨证温病求索（第二版）

此暑邪闭郁腠理之证治。

（一）病机分析

发热、肌肉痛、无汗，俨然一派表证，但薛氏云"腠理暑邪内闭"，为什么不言腠理暑邪外闭？因暑入阳明，暑湿阻碍气机而内闭，阳郁而热，营卫郁而无汗，暑湿侵于腠理而身微痛。

（二）治疗

1.暑湿内犯，升降失司，营卫不和而腠理闭，治当重在清化里之暑湿，兼顾腠理之闭。方用六一散一两，薄荷叶三四分，泡汤调下即汗解。

六一散乃清暑利湿之佳方，薄荷叶辛凉解表，但六一散之量，二十倍于薄荷，可见该方重在清暑利湿，兼以解表。

2.自注云湿禁汗，又云不微汗之，病必不除，何也？所禁者大汗；所喜者乃暑湿清，气机畅，阳加于阴之正汗也。见此正汗，病乃解。

第二十二条

【原文】

湿热证，按法治之，数日后，或吐下一时并至者，中气亏损，升降悖逆，宜生谷芽、莲心（雄按：当是莲子）、扁豆、米仁、半夏、甘草、茯苓等味，甚则用理中法。

升降悖逆，法当和中，犹之霍乱之用六和汤也。若太阴惫甚，中气不支，非理中不可。

【求索】

论中气亏损，升降悖逆证治。

1. 病机分析。

此湿热证寒化证治。

湿热证晚期，中焦亏损，升降悖逆，吐下并至，法当和中，如六和理中法。

2. 恙已数日，中气已亏，用药不宜过于壅补，一则防其留滞余邪，一则避免虚不运，造成气机壅塞，故于补中兼运。中焦虚寒者，当用理中法，以复中阳。

第二十三条

平脉辨证温病求索（第二版）

【原文】

湿热证，十余日后，左关弦数，腹时痛，时圊血，肛门热痛，血液内燥，热邪传入厥阴之证，宜仿白头翁法。

自注：热入厥阴而下利，即不圊血，亦当宗仲景治热利法，若竟逼入营阴，安得不用白头翁汤凉血而散邪乎！设热入阳明而下利，即不圊血，又宜师仲景治下利谵语，用小承气汤之法矣。

【求索】

此湿热证热化，成厥阴热利圊血证治。

（一）病机分析

本条属湿热证之变局，湿热化热化燥，热入厥阴下利圊血。

（二）诊断依据

时腹痛，肛门热痛，时圊血，阳明热盛者可见，何言厥阴热盛下血呢？以其脉左关弦数，此肝热之脉，故诊为厥阴圊血，治以白头翁汤清泄肝热。

第二十四条

【原文】

湿热证，十余日后，尺脉数，下利或咽痛，口渴心烦，下泉不足，热邪直犯少阴之证，宜仿猪肤汤凉润法。

自注：同一下利，有厥少之分，则药有寒凉之异。然少阴有便脓之候，不可不细审也。

【求索】

此湿热证之变局，热盛少阴之阴虚下利。

（一）病机分析

下利原因甚多，此热伤肾水而利者。养阴则更利，分利则伤阴，固涩则留邪，这种下利，颇难处措。然其基本病机是热邪耗伤肾水而利，治疗还须清热养阴以治本，选凉润之法。

（二）症状分析

1. 尺脉数

水泉之不足，热邪直犯少阴，阴不制阳，致脉数。

2. 咽痛

咽痛寒热虚实皆有，本条之病机为热邪直犯少阴，阴虚热盛，致咽痛。

《伤寒论》第310条曰："少阴病，下利咽痛，胸满心烦，猪肤汤主之。"

3. 下利

薛氏云："同一下利，有厥少之分，则药有寒热之异。"

上条为厥阴热利，仿白头翁汤法，清泄肝热。本条是少阴阴虚，阴不制阳，相火下迫而利，猪肤汤凉润之。《温病条辨》有一甲煎，或一甲复脉汤主之。

猪肤汤凉润，宜于大病已去，阴气已伤，而余邪未尽之善后调理之法。若阴虚下利者，可选金银花、白芍、山药、牡蛎、五倍子、乌梅等益阴止利之品。

4. 口渴心烦

乃水亏不能上济所致。

5. 少阴有便脓之候

便脓非独少阴，虚实寒热皆有，肺、脾、肝、肾、阳明皆可见。热邪伤气可便脓，正虚精华下注亦可便脓。

第二十五条

【原文】

湿热证，身冷脉细，汗泄胸痞，口渴舌白，湿中少阴之阳，宜人参、白术、附子、茯苓、益智等味。

自注：此条湿邪伤阳，理合扶阳逐湿。口渴为少阴证，乌得妄用寒凉耶。

【求索】

此湿邪伤阳，湿热证之变证。

1. 此属湿邪伤阳，并无热邪，已不属湿热类范畴，列之以资鉴别耳。

2. 症状分析。

（1）脉细，当细而无力。脉微细，乃少阴脉。见此脉，即可定性为阳虚证。则诸症、舌的出现，皆以阳虚解之。

（2）汗泄，乃阳虚不固所致。不曰汗出，而曰汗泄，可见是大汗。

（3）身冷，乃阳虚不能温煦。

（4）口渴，乃阳虚不能气化而渴，虽渴亦不欲饮。

（5）胸痞，乃阳虚，阴霾窃踞阳位。

（6）舌白，当舌白而滑，乃阴盛之舌。

3.治疗。

参附回阳，"离照当空，阴霾自散"。茯苓健脾化湿。益智仁温肾，健脾，固摄。

第二十六条

【原文】

暑月病初起，但恶寒，面黄，口不渴，神倦，四肢懒，脉沉弱，腹痛下利，湿困太阴之阳，宜仿缩脾饮，甚则大顺散、来复丹等法。

自注：暑月为阳气外泄，阴气内耗之时，故热邪伤阴。阳明消烁，宜清宜凉。太阴告困，湿浊弥漫，宜温宜散。古法最祥，医者鉴诸。

【求索】

此为阴暑，湿困脾阳，为暑热证之变证，已不属于湿热证范畴。列之，以资鉴别。

（一）症状分析

1.脉沉弱，此阴脉。

2.恶寒、面黄、口不渴、神倦、四肢懒、腹痛下利，皆阳虚湿困脾阳所致。《伤寒论》第277条曰："自利不渴者属太阴，以其脏有寒故也。"

（二）治疗分析

治则：宜温宜散。

方剂：缩脾饮、大顺散、来复丹。三方皆温阳化湿。

第二十七条

【原文】

湿热证，按法治之，诸证皆退，惟目瞑则惊悸梦惕，余邪内留，胆气未舒，宜酒浸郁李仁、姜汁炒枣仁、猪胆皮等味。

自注：滑可去着，郁李仁性最滑脱，古人治惊后肝系滞而不下，始终目不瞑者，用之以治肝系而去滞。此证借用，良由湿热之邪留于胆中，胆为清虚之府，藏而不泻，是以病去而内留之邪不去，寐则阳气行于阴，胆热内扰，肝魂不安，用郁李仁以泄邪而以酒行之，酒气独归于胆也。枣仁之酸，入肝安神，而以姜汁制，安神而又兼散邪也。

【求索】

此胆热内扰，肝魂不安。

（一）证候分析

1. 目瞑——神欲宁。

惊悸梦惕——魂不安。

2. 病机。余热内留胆腑，致魂不安而惊悸梦惕。

（二）药物分析

猪胆皮：入肝胆，清热。

郁李仁：滑可去滞，性降下气，行水破血，用酒能入胆，治惊悸目张不眠。

《本草备要》曰：一妇因大恐而病，愈后目张不瞑。钱乙曰：目系内连肝胆，恐则气结，肝横不下，郁李仁润能散结，随酒入胆，结去胆下，而目瞑矣。

酸枣仁：专补肝胆，疗胆虚不寐。

此又一法也！

平脉辨证温病求索（第二版）

第二十八条

【原文】

湿热证，曾开泄下夺，恶候皆平，独神思不清，倦语不思食，溺数，唇齿干。胃气不输，肺气不布，元神大亏，宜人参、麦冬、石斛、木瓜、生甘草、生谷芽、鲜莲子等味。

自注：开泄下夺，恶候皆平，正亦大伤。故见证多气虚之象，理合清补元气，若用腻滞阴药，去生便远。

【求索】

此大病后气虚之证治。

（一）病机分析

1.神思不清，当指神情委顿而言，与神志昏聩、痴呆者不同。这是病后元气大伤，神气虚惫的表现。

2.不思食，胃气未开。

3.溺数、唇齿干，津气未复。

（二）治疗分析

此肺胃气液两虚之候，宜于清补，不可阴柔滋腻，以碍肺胃之气的流通。

莲子、人参、甘草益气，麦冬、石斛、木瓜养阴，生谷芽开胃。

第二十九条

【原文】

湿热证，四五日，忽大汗出，手足冷，脉细如丝或绝，口渴，茎痛，而起坐自如，神清语亮，乃汗出过多，卫外之阳暂亡，湿热之邪仍结，一时表里不通，脉故伏，非真阳外脱也，宜五苓散去术，加滑石、酒炒川连、生地、芪皮等味。

自注：此条脉证，全似亡阳之候，独于举动神气得其真情，噫！此医之所以贵识见也。

【求索】

此卫外之阳暂亡证治。

（一）为何"卫外之阳暂亡"

卫气，根于肾，生于中焦，宣发敷布于上焦。在里之阳气不衰，何来里阳不衰而独"卫阳暂亡"？一般来说是不会出现这种情况的。但在一些特殊情况下可见。其因有三。

一是热郁。湿热郁遏于里，阳不外达，因而呈现里热外寒之象，见手足冷、恶寒、大汗，脉浮取时微细，沉取则濡滑数。

二是欲作战汗。正气内蕴，卫阳不得外达，一时表里不通，呈现卫阳暂亡之象，见恶寒，肢厥，脉伏。

三是发汗太过，卫阳暂亡。

我们正常人也会有这种体会，当伏天热甚而大汗出时，往往会有突感怕冷、肢凉、大汗的感觉，须加衣以缓解，这也是因卫外之阳暂亡。

但"口渴，茎痛，起坐自如，神清语亮"，这是里之"湿热之邪仍结"，正气未衰。而湿热郁遏，卫不外达，故此卫外之阳暂亡，非里之正气已衰，非亡阳之证。故治以五苓散去术加滑石、川黄连、生地黄清利湿热，加黄芪皮以固卫阳。

（二）脉

若果真脉细如丝或绝，此为少阴脉，又见大汗肢厥，那就真属于亡阳之候了。治当辛热回阳，而不是清利湿热了。

此脉微细欲绝，当为浮取之象，若沉取，仍当沉濡滑数。

平脉辨证温病求索（第二版）

200

第三十条

【原文】

湿热证，发痉神昏，独足冷阴缩，下体外受客寒，仍宜从湿热治，只用辛温之品，煎汤熏洗。

自注：阴缩为厥阴之外候，合之足冷，全似虚寒，乃谛观本证，无一属虚，始知寒客下体，一时营气不达，不但证非虚寒，并非上热下寒之可拟也，仍从湿热治之，又何疑耶？

【求索】

此湿热变局之痉厥，合并寒客下体而足冷阴缩之证治。

病机分析：湿热证之变局，为湿热已化热化燥，内陷厥阴者。薛氏云"变局为内兼厥阴风木"。厥阴，包括足厥阴肝和手厥阴心包。肝风内动则为痉，热陷心包则神昏。肝经绕阴器，肝风动可阴缩。

发痉神昏，完全可伴足冷、阴缩。何以知为下寒客受？仅从症状上，是难以区分的。薛氏云："即非虚寒，亦非上热下寒。"据何而知为"寒客下体"？当依脉断。

变局热入厥阴，脉当沉弦细数而劲；下受客寒者，脉当在沉弦细数而劲的基础上，又见尺脉紧急之象。但这种脉象亦不易摸准确。怎么办？可试验治疗，"仍从湿热治之"，若从湿热治之阴缩仍不见好，可加煎熏洗法治之。

第三十一条

【原文】

湿热证，初起壮热口渴，脘闷懊恼，眼欲闭，时谵语，浊邪蒙闭上焦，宜涌泄，用枳壳、桔梗、淡豆豉、生山栀，无汗者加葛根。

自注：此与第九条宜参看，彼属余邪，法当轻散。此则浊邪蒙闭上焦，故懊侬脘闷。眼欲闭者，肺气不舒也。时谵语者，邪郁心包也。若投轻剂，病必不除，经曰，高者越之。用栀子豉汤涌泄之剂，引胃脘之阳而开心胸之表，邪从吐散。

【求索】

论湿热浊邪蒙蔽上焦之证治。

（一）症状分析

"壮热口渴，时谵语"，热盛而壮热，津伤而口渴，热扰神明而谵语。

"脘闷懊侬，眼欲闭"，乃湿热蒙蔽上焦。

（二）治法

邪在上焦者，宜因而越之，以栀子豉汤涌泄上焦湿热浊邪。加枳壳者，乃开畅气机，使郁伏之邪易于上达。《伤寒论》之栀子豉汤加枳实意同此。加桔梗者，一为引药上行，一为开达肺气，令湿热得透。无汗加葛根者，意在解肌透邪。

第九条亦湿邪蒙蔽三焦，乃湿热已解，余邪未清，轻清宣上，通利三焦以化湿。

本条亦湿热蒙蔽上焦，以热盛为主，属变局，邪热尚盛，故涌泄之。

第三十二条

【原文】

湿热证，经水适来，壮热口渴，谵语神昏，胸腹痛，或舌无苔，脉滑数，邪陷营分，宜大剂犀角、紫草、茜根、贯众、连翘、鲜菖蒲、银花露等味。

自注：热入血室，不独妇女，男子亦有之。不第凉血，并须解毒，然必重剂乃可奏功。

平脉辨证温病求索（第二版）

【求索】

此论热入血室，神昏谵语证治。

（一）血室指何

一般称女子胞为血室。但薛氏云："热入血室，不独妇女，男子亦有。"男子无胞宫，可见血室另有所指。

1. 血室部位有四种看法

（1）血室即冲脉

成无己《伤寒明理论》曰："人身之血室者，荣血停止之所，经脉留会之处，即冲脉是也。"方有执、喻昌皆持此看法。

（2）血室即肝

柯韵伯《来苏集》曰："血室者，肝也。肝为藏血之脏，故称血室。"唐容川亦持此见。

（3）血室为肝及冲脉

沈金鳌《伤寒论纲目》曰："肝藏血，胃生血，成氏主冲，柯氏主肝，二说虽异，其实则同。"冲与肝并是。

（4）血室是子宫

张景岳《类经附翼》曰："子户者，即子宫也。俗名子肠。医家的冲任之脉盛于此，则月事以时下，故名之曰血室。"

2. 血室似应指冲脉

四种说法，哪个更合理？

我认为是冲脉，理由有四。

（1）"室"，乃居室之谓

血室，乃血居之室。冲为血海，乃血所居之处，故冲曰血室。

（2）冲与月经有关

冲脉起于胞中，经脉通，太冲脉盛，月事以时下。

（3）男女皆有

男无子宫，可知血室非子宫。而冲脉，男女皆有。

（4）肝不应称血室

肝藏血，亦有人称肝为血室，但肝热迫血妄行，其症重得多，广泛出血，故推断，热入血室不是肝，而且肝热出血是独立病证，一般只称肝热动血，而不称热入血室。所以，热入血室，当另有所指。

（二）热入血室的诊断要点

（1）外感又逢月经适来适断。

（2）寒热如疟或发热。

（3）胸胁下满如结胸状。

（4）谵语或昼日明了，暮则如见鬼状。

本条症状：

（1）湿热证。由于湿热化热化燥而成变局，内兼厥阴风木。

（2）经水适来，热盛营血，迫血妄行。

（3）壮热口渴，气分热盛。

（4）胸腹痛。瘀热阻滞，不通则痛。

（5）舌无苔。无苔是气分之邪已尽，热入营血，当纯绛鲜泽。

（6）脉滑数。滑数为气分热盛，或气热入血，呈气血两燔。若热纯入营血，脉当沉细而动数。

壮热口渴，脉滑数，是气分热盛；谵语，神昏，舌无苔，是热入营血。从用药来看，犀角、紫草、茜草清血分；金银花、连翘、贯众、菖蒲气血兼清。所以，还是气血两燔证。

（三）鉴别

热入血室，首见于《伤寒论》，叶氏《温热论》、王孟英《温热经纬》皆论及。

1.《伤寒论》论热入血室

第143条："妇人中风，发热恶寒，经水适来，得之七八日，热除而脉迟身凉，胸胁下满，如结胸状，谵语者，此为热入血室也。当刺期门，随其实而取之。"

第144条："妇人中风，七八日续得寒热，发作有时，经水适断者，此

平脉辨证温病求索（第二版）

为热入血室。其血必结，故使如疟状，发作有时，小柴胡汤主之。”

第 145 条：“妇人伤寒，发热，经水适来，昼日明了，暮则谵语，如见鬼状者，此为热入血室，无犯胃气及上二焦，必自愈。”

第 216 条：“阳明病，下血谵语者，此为热入血室，但头汗出，当刺期门，随其实而泻之，濈然汗出者愈。”

四条比较：

	第 143 条	第 144 条	第 145 条	第 216 条
外邪	有	有	有	有
表证	已退	少阳证	但热不寒，无表	无
与月经关系	有	有	有	未言
病机	热与血结	热与血结	热与血结	热与血结
症状	经腧不利＋神志症状	少阳证	热＋神志症状	神志症状
治疗	刺期门	小柴胡汤	自愈	刺期门

2. 叶天士论热入血室

叶氏《温热论》第 38 条曰：“……若热邪陷入，与血相结者，当从陶氏小柴胡汤去参、草加生地、桃仁、楂肉、丹皮或犀角等。若本经血结自甚，必少腹满痛。轻者刺期门，重者小柴胡汤去甘药加延胡、归尾、桃仁。夹寒加肉桂心，气滞者加香附、陈皮、枳壳等。然热陷血室之证，多有谵语如狂之象，防是阳明胃实，当辨之。血结者，身体必重，非若阳明之轻旋便捷者。何以故耶？阴主重浊，络脉瘀阻，侧旁气痹，连胸背皆拘束不遂，故祛邪通络，正合其病。往往延久，上逆心包，胸中痛，即陶氏所谓血结胸也。王海藏出一桂枝红花汤加海蛤、桃仁，原是表里上下一齐尽解之理。看此方大有巧手，故录出以备学者之用。”

叶氏《温热论》第 38 条虽未明言血结胸，但亦属热与瘀血搏结于胸，病机与血结胸相同。

曰：“再有热传营血，其人素有瘀伤宿血在胸膈中，夹热而搏，其舌必紫而暗，扪之湿，当加入散血之品，如琥珀、丹参、桃仁、丹皮等。不尔，瘀血与热为伍，阻遏正气，遂变如狂发狂之证。"

血与热结，故当于凉血清热方中，加活血之品。此即入血，当须凉血散血。

3. 王孟英的热入血室三证

（1）经水适来，因热邪陷入而搏结不行者，此宜破其血结。

（2）经水适断，而邪乃乘血室之空虚以袭之者，宜养营以清热。

（3）邪热传营，逼血妄行，致经未当期而致者，宜清热以安营。

后世丰富了对热入血室的治疗思路和方法。

4. 与太阳蓄血的鉴别

太阳表邪，随经入腑，致热与水结或热与血结。

（1）热与水结，予五苓散，通阳利水。

（2）热与血结。

《伤寒论》第106条曰："太阳病不解，热结膀胱，其人如狂，血自下，下者愈。其外不解者，尚未可攻，当先解其外。外解已，但少腹急结者，乃可攻之，宜桃核承气汤。"

桃仁（去皮尖）五十个，大黄四两，桂枝二两，芒硝二两，炙甘草二两。

病机：热与血结。

特点：

①小便自利，血证谛也。

②神志。如狂。

③少腹急结。烦躁不宁，坐卧不安。

④动血。热入血分而下血，可见尿血、便血、阴道出血。

"下者愈"，犹红汗，得衄则解。热随血而解。

其他症：因方含调胃承气汤，当有阳明腑实的症状。

脉当如何？脉当沉涩数。热内传，故脉沉；内有热，故脉数。涩乃血瘀滞。

舌当暗红。

（3）桃仁承气汤与阳明腑实区别

因桃仁承气汤也含调胃承气汤，故二者都可有阳明腑实及神志症状。

区别：

蓄血证。表证仍在，舌当红，脉当涩，大便未结或虽黑反易。

胃家实。无表证，脉当实，舌红苔黄燥，腹征著，亦可谵语，便当硬。

5. 蓄血重证

抵当汤、丸，下瘀血汤。

（四）启示

1. 腹硬痛。急腹证，痛经，宫外孕。

2. 如狂、发狂、如见鬼。神志病，可因瘀血而引起。

3. 喜忘、痴呆。可活血祛瘀。

4. 下血。瘀血阻塞，血不循经而出血，可活血、破瘀。

第三十三条

【原文】

湿热证，上下失血或汗血，毒邪深入营分，走窜欲泄，宜大剂犀角、生地、赤芍、丹皮、连翘、紫草、茜根、金银花等味。

自注：热逼而上下失血、汗血，势极危而犹不即坏者，以毒从血出，生机在是，大进凉血解毒之剂，以救阴而泄邪。邪解而血自止矣。血止后，须进参芪善后乃得。汗血即张氏所谓肌衄也。《内经》谓"热淫于内，治以咸寒"，方中当增入咸寒之味。

【求索】

热邪入血，迫血妄行证治。

（一）分析

1.血分证出血，里外皆出。

2.出血原因：热迫血妄行，瘀血阻塞，血不循经。活血可止血，促血小板解聚，激活凝血因子。

3.治则：凉血，散血，活血，且散血中伏火。

4.气分之邪不可能没有，往往是气营两燔。我推荐清瘟败毒饮。

5.药物。

犀角、牡丹皮、赤芍、紫草、茜根：凉血活血。

生地黄：凉血，养阴。

连翘、银花露：清热解毒。

（二）善后

"血止后，须进参芪。"何时进补，因脉而定。或养阴，或益气，或温阳，或清余热，皆善后之法，"当观其脉证，知犯何逆，随证治之"，非必进人参、黄芪。

第三十四条

【原文】

湿热证，七八日，口不渴，声不出，与饮食亦不却。默默不语，神昏昏迷，进辛香凉泄、芳香逐秽，俱不效。此邪入厥阴，主客浑受，宜仿吴又可三甲散：醉地鳖虫、醋炒鳖甲、土炒穿山甲、生僵蚕、柴胡、桃仁泥等味。

自注：暑热先伤阳分，然病久不解，必及于阴。阴阳两困，气钝血滞，而暑湿不得外泄，遂深入厥阴，脉络凝瘀，使一阳不能萌动，生气有降无升，心主阻遏，灵气不通，所以神不清而昏迷默默也。破滞通瘀，斯络脉通而邪得解矣。

【求索】

此邪入厥阴，主客交浑之证治。

（一）病机分析

此大病之后，邪气已去，而气钝血滞，灵机不通，致痴呆，属后遗症之类。

一阳不能萌动：阳气者，精则养神。阳精所奉其人寿，阴精所降其人夭。少阳阳不升则但欲寐，昏昏默默。

阳气者，若天与日，天运当以日光明，胆主升，"十一脏皆取决于胆"，实取决此一阳。肝亦主升，子时一阳生。邪入厥阴，一阳不升，生机萧条，致昏昏默默。此即"升降息则气立孤危，出入废则神机化灭"。

（二）症状分析

"口不渴，声不出，与饮食亦不却，默默不语，神识昏迷"，此一派呆痴之状。尤其与饮食亦不却的"却"字，真乃画龙点睛之笔。意为不知饥饱，不辨香臭，喂他他就吃，不喂他也不知要；喂他好吃的他就吃，不好吃的他也吃；饱了也不知饱，酸了臭了也不知道推却，呆痴之相跃然纸上，惟妙惟肖，"却"字用得妙极啦，薛氏不愧擅于文且精于医。

这种病证，临床并不罕见，如各种脑病的后遗症、一氧化碳中毒、阿尔茨海默病、血管性痴呆等，皆可参照此条诊治。

（三）方药分析

气钝血滞，灵机不通，治当破滞通瘀，以灵动心机。

许益斋云：鳖甲入厥阴，用柴胡引之，俾阴中之邪尽达于表。

土鳖虫入血，用桃仁引之，俾血分之邪，尽泄于下；穿山甲入络，用僵蚕引之，俾络中之邪亦经风化而散。

第三十五条

【原文】

湿热证，口渴，苔黄起刺，脉弦缓，囊缩舌硬，谵语，昏不知人，两手搐搦，津枯邪滞，宜鲜生地、芦根、生首乌、鲜稻根等味。若脉有力，大便不通，大黄亦可加入。

自注：胃津劫夺，热邪内踞，非润下以泄邪，则不能达，故仿承气汤之例，以甘凉易苦寒，正恐胃气受伤，胃津不复也。

【求索】

（一）症状分析

1. 口渴，苔黄起刺，乃阳明热盛津液劫夺。

2. 囊缩，舌硬，搐搦，乃肝风内动。

3. 谵语，昏不识人，乃邪滞心包。

4. 脉：搐搦昏迷，舌硬囊缩，恰似一派实证，然脉非沉实，或沉细数弦急，而是弦缓。缓为邪退，弦为风气未息，此风乃虚风，而非实风，乃津枯，余邪未靖。薛氏于第36条自注中云："撮空一证，昔贤谓非大实即大虚。"本条无灼热肢厥且脉缓，知热势已退，津枯余邪留滞。

本证属变局中善后调理者。

（二）治疗

津枯邪滞，重在顾护阴液，方以鲜生地、芦根、生首乌、鲜稻根等味，甘寒养阴生津，寓泻于补。此方当与增液汤参看。

若脉有力，乃邪气尚较盛。津枯邪盛，当两相兼顾，本方加大黄，与增液承气汤同义。甘寒易苦寒，变苦寒攻下为甘寒润下。若邪热炽盛而津枯者，尚有急下存阴一法，大承气亦必用之。

（三）《湿热论》条文排列规律总结

1.《湿热论》诸条的排列与布局并不紊乱、杂芜，而是井然有序。其排列与布局规律如下。

①湿热证，包括湿温与暑温两大类，第1~20条言湿温，第21~35条为暑温。

②湿温与暑温，皆按正局与变局依次排列。

③从病邪性质划分，湿热证分为湿重于热、湿热并重、热重于湿三类。正局者，包括湿重于热、湿热并重两类；变局者，为热重于湿及化热化燥者。其排列，皆依此顺序。

④从病位来看，正局者，由表传至经络脉隧，再传至募原、三焦。变局者，传里，内兼厥阴风木，外兼少阳三焦，逐渐深入。

⑤每个阶段，病情都可好转，邪气已退，正气未复，都须善后调理。所以在湿温与暑温中，都穿插有善后调理的条文。

2. 为何第4条病在经络，突然插入第5、第6、第7三条变局的条文？

因邪在经络者可痉，然与热入营阴、热结阳明、气血两燔之痉厥有别，本应列入变局中，然为与病在经络而痉者相鉴别，故将此三条提到正局中来讲，属鉴别条文。

3. 第18条为暑邪入肺而咳喘，本应列在暑温中，何以提到湿温中来讲？因第17条有肺气不宣而呕吐，暑温亦有暑邪入肺而咳喘，病位皆在肺，二者有何异同？为了相互鉴别比较，所以将第18条列入湿温第17条之后。

4. 第24条，肾水亏，火浮，为何突转为第25、第26两条阳虚寒证？

第25条是少阴阳虚，以与第24条少阴水亏相比较。

第26条为湿困脾阳，以与第24条之肾阳虚相比较。

5. 湿温、暑温，皆有大病后调理问题。第19、第20两条，为湿温善后调理；第27、第28、第29、第35四条，为暑温之善后调理。

依此条理，可见《温热论》条文，皆依正局、变局排列，逐渐深入，井然有序。

《湿热论》条文排列规律总结

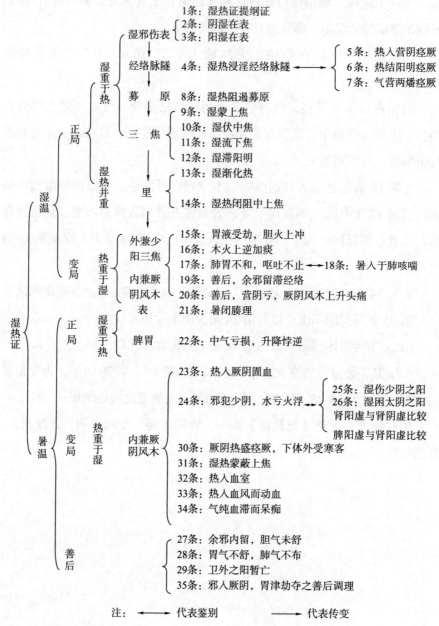

平脉辨证温病求索（第二版）

湿温
　正局
　　湿重于热
　　　湿邪伤表
　　　　1条：湿热证提纲证
　　　　2条：阴湿在表
　　　　3条：阳湿在表
　　　经络脉隧
　　　　4条：湿热浸淫经络脉隧 ←→ 5条：热入营阴痉厥
　　　　　　　　　　　　　　　　　6条：热结阳明痉厥
　　　　　　　　　　　　　　　　　7条：气营两燔痉厥
　　　募原
　　　　8条：湿热阻遏募原
　　　三焦
　　　　9条：湿蒙上焦
　　　　10条：湿伏中焦
　　　　11条：湿流下焦
　　　　12条：湿滞阳明
　　湿热并重
　　　里
　　　　13条：湿渐化热
　　　　14条：湿热闭阻中上焦
　变局
　　热重于湿
　　　外兼少阳三焦
　　　　15条：胃液受劫，胆火上冲
　　　　16条：木火上逆加痰
　　　　17条：肺胃不和，呕吐不止 ←→ 18条：暑入于肺咳喘
　　　内兼厥阴风木
　　　　19条：善后，余邪留滞经络
　　　　20条：善后，营阴亏，厥阴风木上升头痛

湿热证
　暑温
　　正局
　　　湿重于热
　　　　表
　　　　　21条：暑闭腠理
　　　　脾胃
　　　　　22条：中气亏损，升降悖逆
　　变局
　　　热重于湿
　　　　内兼厥阴风木
　　　　　23条：热入厥阴圈血
　　　　　24条：邪犯少阴，水亏火浮 ←→ 25条：湿伤少阴之阳
　　　　　　　　　　　　　　　　　　　26条：湿困太阴之阳
　　　　　　　　　　　　　　　　　　　肾阳虚与肾阴虚比较
　　　　　　　　　　　　　　　　　　　脾阳虚与肾阳虚比较
　　　　　30条：厥阴热盛痉厥，下体外受寒客
　　　　　31条：湿热蒙蔽上焦
　　　　　32条：热入血室
　　　　　33条：热入血风而动血
　　　　　34条：气纯血滞而呆痴
　　善后
　　　27条：余邪内留，胆气未舒
　　　28条：胃气不舒，肺气不布
　　　29条：卫外之阳暂亡
　　　35条：邪入厥阴，胃津劫夺之善后调理

注：←→ 代表鉴别　　　→ 代表传变

212